動画で身につく！

おさえておきたい
皮膚科エコー50

編集　清島真理子　岐阜大学医学部皮膚科教授
　　　渡邉恒夫　岐阜大学医学部附属病院検査部副技師長

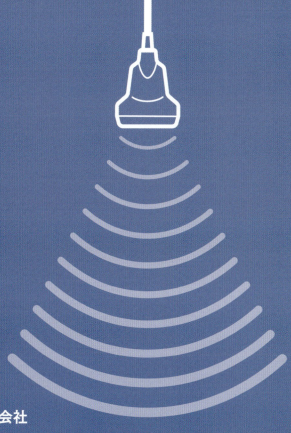

金原出版株式会社

はじめに

　近年，超音波（エコー）検査はポケットエコーなど機器の小型化と高性能化が進み，広く利用されるようになった。Point of care ultrasound（POCUS）は「身体診察の延長」としてベッドサイドで簡便に行うエコー検査で，病歴聴取，身体所見とともに今や重要な診断ツールである。最近では医師，臨床検査技師だけでなく，例えば看護師が褥瘡評価や残尿チェックにエコーを用いるなど種々の使用方法が工夫されている。

　エコー検査は痛みを伴わず，低侵襲性という大きなメリットがある。視診，触診だけでなく，体表エコーをマスターすることによって，皮膚科医自身の診断スキルアップにも役立つ。「ちょいあてエコー」という言葉も使われるくらい，誰でも簡便に，安全に操作でき，しかもリアルタイムに結果を得られる検査である。

　しかし，検査者の習熟度によって結果に影響が出る"厳しい"検査法でもある。基本的知識とスキルを習得し，正確なデータの取得と評価に努めて，再現性のある客観的データを得ることが大切である。そのためには，最終診断と突き合わせることによって，エコー診断の精度をあげる努力が必要である。

　著者らは皮膚科領域におけるエコー検査の有用性と簡便性を示して，その普及に役立てればと考え本書を著した。本書の特徴は，臨床のアプローチとして**主訴と臨床写真，問診，触診と視診から鑑別疾患を考え，エコーで知りたいポイントをあげてエコー所見をみる**というPOCUSの考え方に沿った点である。QRコードを読み込むことでエコー所見を簡単に**動画として見る**ことができる点も特徴である。厳選した50症例は部位別に配列し，**エコー所見は一定のポイントについて漏れのないように評価**した。腫瘍だけでなく，**血管から関節病変まで実臨床で遭遇する疾患を広く網羅**した。**表やチャート**を用いてエコー所見の特徴を一目でわかりやすく示した。初心者にはトレーニング書として典型的エコー所見を示すとともに，エコー検査の経験がある人たちの参考となるように，同じ疾患の，症例によるバリエーションや鑑別疾患のエコー所見を示した点も特徴である。

　皮膚科医，臨床検査技師はもちろんのこと，一般医，家庭医，救急医，在宅医療医，看護師など多くの方々にこの1冊を活用していただけると幸甚である。また，さらに正確な診断が得られるよう，より高性能のエコー機器の開発が進むことを期待している。

2019年10月

著者を代表して
岐阜大学大学院医学系研究科皮膚病態学教授
清島真理子

編集・執筆者一覧

編　集

清島真理子　岐阜大学医学部皮膚科教授

渡邉　恒夫　岐阜大学医学部附属病院検査部副技師長

執　筆

清島真理子　岐阜大学医学部皮膚科教授

水谷　陽子　岐阜大学医学部皮膚科講師

松山かなこ　岐阜大学医学部皮膚科臨床講師

藤井　麻美　岐阜大学医学部皮膚科医員

渡邉　恒夫　岐阜大学医学部附属病院検査部副技師長

松野　寛子　岐阜大学医学部附属病院検査部

中山　純里　岐阜大学医学部附属病院検査部

Web動画の視聴方法

- 本書では，動画を計59本収載しています。
- 各項目内のQRコードを読み込むことにより，お手持ちの端末（スマートフォン，タブレット）で視聴できます。
- 動画は，金原出版のホームページからもアクセスできます。まずは金原出版ホームページ内の読者サポートページにアクセスをしてください。
- 動画の視聴には，下記のパスワードが必要となります。

読者サポートページURL：https://ssl.kanehara-shuppan.co.jp/support-top/hifukaecho/

パスワード：knhr40058hf

ご注意

- 本サービスは動画共有サイトVimeo®を使用しています。
- Web動画の視聴は無料ですが，閲覧時の通信料等はご利用される方のご負担となります。
- QRコードで提示するリンク先のWeb動画に関する諸権利は，著者および金原出版株式会社（当社）に帰属します。無断複製・頒布，個人が本来の目的で再生する以外の使用は固く禁じます。
- 当社ではWeb動画に関するサポートは行いません。再生によって生じたいかなる損害についても，当社は責任を負いません。また，本サービスは当社および著者の都合によりいつでも変更・停止できるものとします。

本書の使い方（第2章）

エコーの有効度
実臨床における「エコーの有効度」を3段階で示しています。色がたくさんついているほど，有効度が高いことになります。是非エコーを当ててみましょう。

超音波検査所見
各症例に横断画像，縦断画像，カラードプラ，シェーマを配置しています。解説とあわせて，じっくりご覧ください。

第2章 実践編

エコーの有効度 🔊🔊🔊

症例 1　石灰化上皮腫

主訴　左顔面の皮下腫瘤（11歳，女児）

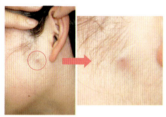

臨床のアプローチ

問診　半年前に耳前部のしこりに気がついた。その後次第に増大してきた。
触るとごつごつしていたが，痛みはなかった。

触診＆視診　皮膚は伸展され菲薄化，紅斑を伴う。
弾性硬で形状は不整だが，周囲組織とは癒着がない。

鑑別　石灰化上皮腫
外毛根鞘腫

エコーでここが知りたい！

☑ 腫瘤内，周囲の血流の有無を知りたい。
☑ 嚢腫構造があるか，石灰化があるかを確認したい。
☑ 表皮との癒着の有無，周囲組織（特に耳下腺）との距離や癒着の有無を知りたい。

超音波検査所見

横断画像
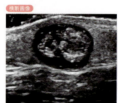
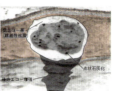

縦断画像　　　　　　**縦断画像（カラードプラ）**
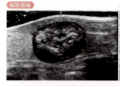
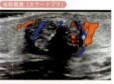

形状	境界部	内部エコー輝度	内部エコー性状	血流	縦横比	最大深度	後方エコー	外側陰影	石灰化	下床浸潤	可動性
整	明瞭平滑	高	不均一	わずか（辺縁）	0.71	8.0mm	やや増強	なし	あり（微細・多数）		良好

左顔面の真皮内に9.7×9.4×6.9mmの高エコー腫瘤を認める。腫瘤の形状は整，境界は明瞭平滑である。内部エコーは不均一であり，微細な高エコー像が多数みられる。後方エコーはわずかに増強している。腫瘤内部には血流シグナルはないが，腫瘤辺縁に血流シグナルを認める。また，腫瘤辺縁に低エコー帯がみられ，線維性被膜を有することが示唆される。

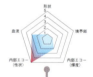

臨床のアプローチ

「問診」「触診＆視診」「鑑別」の3ステップで症例の詳細を示しています。

エコーでここが知りたい！

どうしてエコーを施行するのか，確かめておきたいポイントを示しています。エコーでどのような画像がみられるのか，確かめてみましょう！

チャート

評価基準からさらに「形状」「境界部」「内部エコー（輝度）」「内部エコー（性状）」「血流」に絞って，5段階のレベルを設定しました。チャートが赤くなるほど悪性所見の目安となります。

スコア	形状	境界部	内部エコー（輝度）	内部エコー（性状）	血流
1	整	明瞭平滑	無	均一	なし
2	概ね整	概ね明瞭平滑	高または等	概ね均一	わずか（点状）または周囲のみ
3	評価不能	評価不能	評価不能	評価不能	わずか（線状または辺縁）
4	概ね不整	明瞭粗雑	混合性（無・低・等・高）	概ね不均一	豊富（辺縁または腫瘤内樹枝状）
5	不整	不明瞭	低	不均一	豊富（腫瘤内不規則）

表

本書では，皮膚科エコーの評価基準を下記のように表現しました（各項目の詳細は第1章を参照）。

形状	整	不整			
境界部	明瞭平滑	明瞭粗雑	不明瞭		
内部エコー（輝度）	無	低	等	高	混合性（無・低・等・高が混合して存在する場合）
内部エコー（性状）	均一	不均一			
血流	なし	わずか（点状）または周囲のみ	わずか（線状または辺縁）	豊富（辺縁または腫瘤内樹枝状）	豊富（腫瘤内不規則）
縦横比	縦径÷横径の実数				
最大深度	皮膚表面からもっとも深い病変までの距離				
後方エコー	増強	不変	減弱	消失	
外側陰影	あり	なし			
石灰化	なし	大きさ（微細，粗大）	存在部位（病変内部，皮膚表面）		
下床評価	良好	不良			

※明確に表現できない場合は，「概ね」や「やや」をつけ加えました。評価が難しい症例は「評価不能」と記載しました。

他の検査所見
エコー以外の検査所見を示しています。病理やCT，MRIなどの画像を示しています。

バリエーションまたは鑑別疾患
「超音波検査所見」だけでは示しきれなかったエコー画像を，解説とともに示しています。ひとつの疾患でも，さまざまな画像を呈することがあります。実臨床で役立てるように，色々なパターンを覚えておきましょう。

第2章 実践編

他の検査所見

病理組織

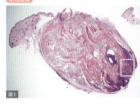

皮下に薄い被膜に包まれた結節があり，一部に石灰化がみられる（図1）。結節を構成する細胞は大部分がshadow cell（陰影細胞；核が抜けたピンクの細胞）であるが，辺縁にbasophilic cell（好塩基性細胞；核の残る紫の細胞）が残存して，shadow cellに移行している（図2；図1囲み部，×200）。

⚠ 今後の治療方針と注意点

石灰化上皮腫は毛母腫あるいは毛根腫ともよばれ，幼小児にしばしばみられる毛包系の腫瘍である。顔面，頭部，上肢外側に好発する1cm程度までの皮下結節である。どの規模の病院であっても遭遇率は高い。
皮膚は常色～やや青みがかった腫瘤が透見される。まれに水疱を形成する。形状は凹凸に富んでおり，ときに多房性である。治療は外科的切除術あるいは経過観察である。筋緊張性ジストロフィーで多発することがある。
形状や硬さから，触診で病名が予測しやすい腫瘤である。触診とあわせてエコーで石灰化がみられれば，診断に苦慮することは少ない。診断のためとともに手術時に有用な情報が術前に得られるため，エコーを使用する。石灰化上皮腫は基本的には線維性の結合組織に包まれており周囲組織から剥離しやすい腫瘍であるが，感染症の合併や，外的刺激（小児は，皮下結節をよく触っていじる傾向にある）によって，周囲組織と癒着していることもある。エコーで，腫瘤の周囲を取り囲むような疎な間質が一様に追えるかを確認しておくと手術時に役立つ。

バリエーション・鑑別疾患

表皮嚢腫　　　　石灰化上皮腫

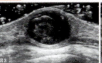
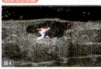

石灰化上皮腫にみられる多様な石灰化病変
小　　　　　　石灰化　　　　　　大

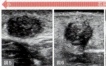

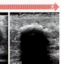

石灰化上皮腫は表皮嚢腫（図3）や皮膚線維腫などの皮膚腫瘤や皮下結節と，臨床所見やエコー所見が類似し鑑別が困難な場合がある[1]。図4はエコーで炎症性表皮嚢腫と判断し，病理組織学的に石灰化上皮腫と診断された症例である。この症例のように形状不整で血流シグナルが検出される病変では，炎症性表皮嚢腫との見分けがつかない。また動画1のように非常に豊富な血流シグナルが検出される症例もあるため注意が必要である。一般的に石灰化上皮腫の特徴的なエコー所見は，「形状整で境界明瞭平滑，内部エコーは不均一で，病変内部に石灰化を有しており後方エコーが減弱～消失する」である。しかし実臨床では，石灰化がまったく存在しない病変や，石灰沈着症と区別できないほど高度な石灰化を伴う症例に遭遇することは珍しくない（図5〜8）。病理組織学的には主に好塩基性細胞と陰影細胞から構成され，時間の経過とともに陰影細胞の割合が増加し，次いで石灰沈着や骨形成が生じるとされており[2]，このような経過がエコー所見にも反映されている。

Web動画
本書では，動画を計59本収載しています！　画像だけではわからない微妙な部分も，動画でバッチリ確認できます。

今後の治療方針と注意点
治療方針と注意点を示しています。疾患への理解度をさらに深めましょう。

CONTENTS

はじめに （iii）

編集・執筆者一覧 （iv）

Web 動画の視聴方法 （v）

本書の使い方（第2章）（vi）

第1章　基礎編

I 皮膚科エコーに必要な知識 2

1 皮膚の構造 2

2 エコー画像と病理組織像の比較 3

3 表皮の厚さの計測 5

II 皮膚科エコーの評価法 6

1 縦横比 7

2 形状 8

3 境界部 8

4 内部エコー 12

5 後方エコー 14

6 血流 15

7 深達度 17

8 下床評価 18

9 腫瘍反応層 19

第2章　実践編

1 頭・顔

症例 1 石灰化上皮腫 22

症例 2 基底細胞癌 26

症例 3 有棘細胞癌 30

症例 4	外毛根鞘囊腫	34
症例 5	脂漏性角化症	38
症例 6	反転性毛包角化症	42
症例 7	静脈湖	45
症例 8	脂腺腫	48
症例 9	ケラトアカントーマ	51
症例 10	偽リンパ腫	55
症例 11	尋常性疣贅	59
症例 12	血管肉腫	62
症例 13	ケロイド	65

2 頸部

症例 14	急性化膿性リンパ節炎	68
症例 15	急性化膿性甲状腺炎	72

3 体幹

症例 16	表皮囊腫	76
症例 17	毛巣洞	80
症例 18	皮下膿瘍	83
症例 19	転移性皮膚腫瘍	87
症例 20	びまん性大細胞型 B 細胞リンパ腫	91
症例 21	乳児血管腫	95
症例 22	悪性黒色腫	99

4 四肢

1）上肢

症例 23	神経線維腫	103
症例 24	毛細血管拡張性肉芽腫	107
症例 25	脂腺囊腫	111
症例 26	脂肪腫	114
症例 27	上腕二頭筋断裂	118
症例 28	グロムス腫瘍	122
症例 29	表在静脈血栓症	126

2）腋窩

症例 30　副乳 ……………………………………………………………… 130

3）下肢

症例 31　表在性皮膚脂肪腫性母斑 ……………………………………… 134

症例 32　皮膚石灰沈着症 ………………………………………………… 138

症例 33　増殖性外毛根鞘嚢腫 …………………………………………… 142

症例 34　神経鞘腫 ………………………………………………………… 145

症例 35　皮膚線維腫 ……………………………………………………… 149

症例 36　ベーカー嚢腫 …………………………………………………… 153

症例 37　エクリン汗孔腫 ………………………………………………… 156

症例 38　Bowen 病 ………………………………………………………… 160

症例 39　皮膚動静脈奇形 ………………………………………………… 163

症例 40　血管平滑筋腫 …………………………………………………… 167

症例 41　爪下外骨腫 ……………………………………………………… 171

4）鼠径部

症例 42　転移性リンパ節腫大 …………………………………………… 175

症例 43　内転筋挫傷 ……………………………………………………… 179

5　関節

症例 44　足趾滑液包炎 …………………………………………………… 183

症例 45　ガングリオン …………………………………………………… 186

症例 46　乾癬性関節炎 …………………………………………………… 190

症例 47　化膿性関節炎 …………………………………………………… 194

症例 48　肘頭滑液包炎 …………………………………………………… 198

症例 49　デュプイトラン拘縮 …………………………………………… 201

症例 50　離断性骨軟骨炎 ………………………………………………… 205

文献リスト ……………………………………………………………… 209

索引 ……………………………………………………………………… 212

第1章
基礎編

第1章 基礎編

I 皮膚科エコーに必要な知識

1 皮膚の構造

　皮膚科領域におけるエコーを施行するには，まず皮膚の構造を理解しなければならない．皮膚は，身体全体を覆っている組織であり，人体最大の臓器と表現される．皮膚の構造を図1に示す．皮膚は表面から**表皮（図1-a）**，**真皮（図1-b）**，**皮下組織（図1-c）**の順で構成される3層構造であり，皮下組織の深層には**筋層（図1-d）**が存在する．表皮（epidermis）の厚さは約200μmで，1mmの1/5という非常に薄い組織である．表皮の95％は角化細胞（keratinocyte）であり，5％は色素細胞（melanocyte）やLangerhans細胞によって構成される．表皮は，表層より**角層，顆粒層，有棘層，基底層**の4層からなり，表皮の最外層である角層の厚さは約20μmである．真皮の大部分は膠原線維が占める．表皮との境界部は乳頭層とよばれ，表皮に真皮が入り込む波状の構造をしている．表皮が真皮に入り込む部分は表皮突起（rete ridge），真皮が表皮に向かって突出している部分は真皮乳頭（papillary dermis）とよばれる．真皮には膠原線維以外に弾性線維や線維芽細胞も含まれ，さらにグリコサミノグリカンやプロテオグリカンなどの細胞外基質も重要である．皮下組織は脂肪組織が主体である．そのほかに毛包・脂腺系（毛包，毛，脂腺，立毛筋）や汗器官（アポクリン汗器官，エクリン汗器官）が存在し，真皮や皮下組織には血管網（乳頭下血管網，真皮・皮下組織境界部血管網）が存在する．

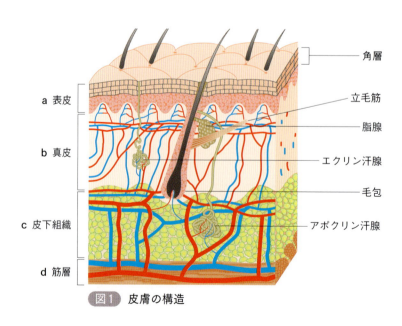

図1　皮膚の構造

2 エコー画像と病理組織像の比較

エコーで皮膚はどうみえるか？ 実際のエコー画像と病理組織像をみてみよう（図2-a, b, 3）。エコーでは，角層を含む表皮が高エコーと低エコーで描出され，真皮は皮下組織よりもやや高エコーで描出される。真皮の深部には，皮下組織，さらに深層には筋層が描出される。

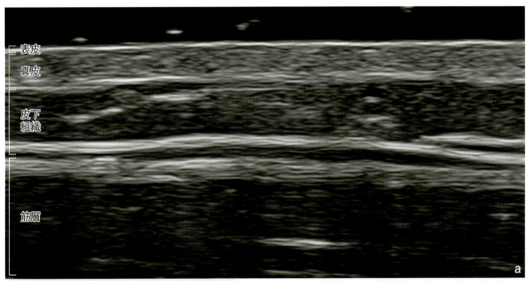

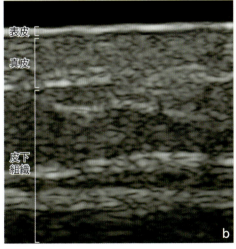

図2 皮膚のエコー画像

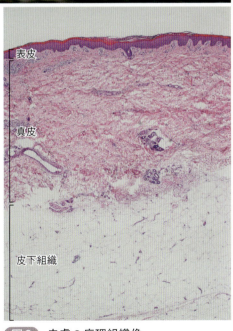

図3 皮膚の病理組織像

第1章　基礎編

　エコー検査では，非常に浅い部分では分解能が低下してしまうため，エコーゼリーを多めに使用しゼリー層が残るよう，圧迫をせずに観察する（図4-a）。あるいは音響カプラなど（図4-b）を用いて深さを確保することが重要である。すなわち，"プローブと皮膚までの距離が必要"である。プローブと皮膚の間にエコーゼリーを多く使用した際の画像（図5-a）では表皮，真皮，皮下組織の識別が可能であり，微細な表在静脈も描出できる（図5-a矢頭）。一方，ゼリー層がない場合（図5-b）には全体的に暗く分解能の悪い画質となり，表皮や真皮の識別が困難である。また，表在静脈も潰れてしまい同定できない。

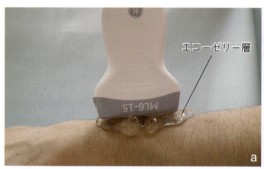 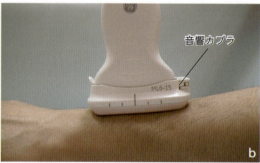

図4 エコーゼリーと音響カプラ
a：エコーゼリー層あり，b：音響カプラ使用

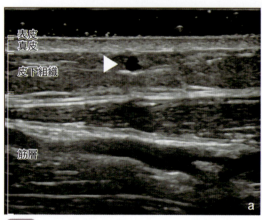 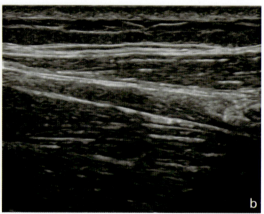

図5 エコーゼリー量によるエコー画像の比較
a：エコーゼリー層あり，b：エコーゼリー層なし
矢頭：表在静脈

3 表皮の厚さの計測

　エコーによる表皮の厚さの計測についてはこれまでに多くの検討がなされている。50MHzの高周波プローブを用いた検討において，エコー画像で描出される第1層，すなわち"entry echo"とよばれる高エコーラインが表皮構造を反映している[1]。図6-aは33MHzプローブで撮像した画像であるが，①（赤矢印）の高エコーの部分は0.1mmで，病理組織像（図6-b，c）における角層（赤矢印）よりも若干厚く，entry echoが角層を含めたエコーゼリーとの境界を示していると考えられる。次に図6-aの②（黄矢印）のやや低エコー部分の計測値は0.2mmであり，図6-b，cでの表皮層（黄矢印）とおおよそ一致した。三木ら[2]は25MHzプローブを用いて検討し，entry echo下部の低エコー帯は基底層および有棘層であるとしている。図6-aの③（青矢印）の部分は，図6-bの真皮層（青矢印）と一致した。

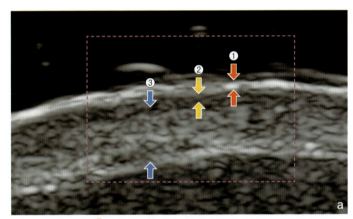

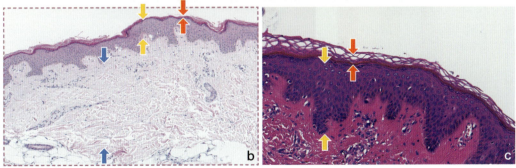

図6　エコー画像と病理組織像の対比
a：エコー画像，b：病理組織像（弱拡大像），c：病理組織像（強拡大像）

第1章 基礎編

Ⅱ 皮膚科エコーの評価法

　エコーは，特別な前処置を必要とせず，装置さえあればどこでも簡単にプローブを当てるだけで病変が観察できる。腫瘤性病変を捉えた場合はまず，腫瘤を2方向から観察し，3次元的に定量評価を行う。次に腫瘤の形状や性状を評価し，深達度や周辺組織との関連性を評価する。乳腺や甲状腺などの表在エコーに関しては，日本超音波医学会や日本乳腺甲状腺超音波医学会によって所見や用語が明確に定義されているが，皮膚科領域における表在エコーの超音波診断基準は確立されていない。そこで，腫瘤の評価について，本書では乳腺・甲状腺の腫瘤評価（表1）[3)4)]を参考に，縦横比，形状，境界部，内部エコー，後方エコーについて解説する。その他，皮膚科エコーで評価すべき項目として，血流，深達度，下床評価および腫瘍反応層についても解説する。

表1 乳腺・甲状腺の超音波診断基準

	〈主〉				〈副〉	
	形状	境界の明瞭性・性状	内部エコー		微細高エコー	境界部低エコー帯
			エコーレベル	均質性		
良性所見	整	明瞭平滑	高～低	均質	（－）	整
悪性所見	不整	不明瞭粗雑	低	不均質	多発	不整／無し

（文献3）より）

超音波所見	良　性 ←――――――――→ 悪　性	
形状	円・楕円形／分葉型　　　多角形　　　不整形	
境界　明瞭性　性状	明　瞭　　　　　　　　不明瞭 平　滑　　　　　　　　粗ぞう	
ハロー	な　し　　　　　　　　あ　り	
乳腺境界線の断裂	な　し　　　　　　　　あ　り	
内部エコー　均質性　高エコースポット	均　質　　　　　　　　不均質 粗　大　　　　　　　　微　細	
硬　さ	軟　　　　　　　　　　硬	
縦横比	小　　　　　　　　　　大	
バスキュラリティ	無～低　　　　　　　　高	

（文献4）より）

1 縦横比

　計測の際は，病変が描出される最大面で計測を行う。横径とは，皮膚面と並行する方向での長径（図7-a）と短径（図7-b）のことをいい，それに直交する方向，すなわち深さ方向の径を縦径（図7-c）とする。縦横比（depth width ratio；D/W）は腫瘍の縦径（D）を横径（W）で除した値であり，大小で表現される。乳腺や甲状腺の病変では一般に悪性病変では大きく，良性病変では小さくなるが，皮膚疾患の病変では縦横比が小さいものが多い。実際の表皮嚢腫（図8）と有棘細胞癌（図9）の症例を提示する。D/Wは，良性の表皮嚢腫で0.5であるのに対して，悪性の有棘細胞癌でも0.2と小さな値を示しており，皮膚科領域の病変においては良性悪性の指標にはなりにくい。

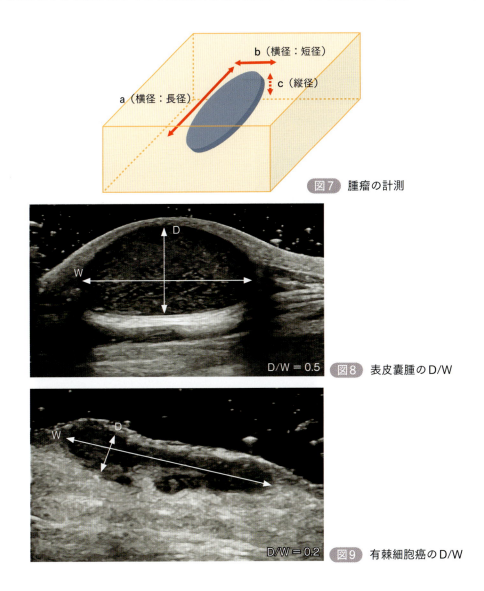

図7　腫瘍の計測

図8　表皮嚢腫のD/W

図9　有棘細胞癌のD/W

2 形状

　腫瘤の形状を整か不整で表現する。主観的な要素が強いが，円形や楕円形の腫瘤は整，角やくびれがある場合は不整と表現する。一般的に良性腫瘍では整，悪性腫瘍では不整を呈することが多い（図10）。脂肪腫（図10-a）や表皮嚢腫（図10-b）などの良性腫瘍では形状は整である。一方，有棘細胞癌（図10-c）や基底細胞癌（図10-d）などの悪性腫瘍では不整な形状である。

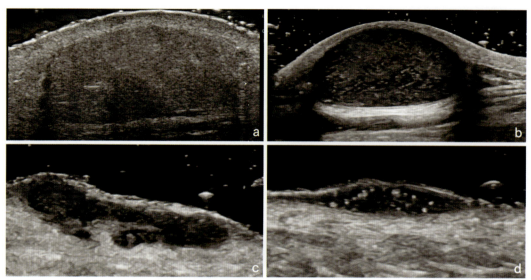

図10　整と不整な形状を呈する腫瘤
a：脂肪腫（整），b：表皮嚢腫（整），c：有棘細胞癌（不整），d：基底細胞癌（不整）

3 境界部

　腫瘤と非腫瘤部の接する面を"**境界**"，腫瘤内の境界に近い部分を"**辺縁**"，そして非腫瘤部分の境界に近い部分を"**周辺**"とよぶ。日本超音波医学会の乳腺腫瘤の診断基準では，この"境界"，"辺縁"，"周辺"の3つをあわせて"**境界部**"とよぶことを提唱している。本書では，境界部について**明瞭平滑**，**明瞭粗雑**，**不明瞭**の3パターンで表現し，石灰化などの，深部で後方エコーが消失する場合は評価不能とした。
　では実際のエコー画像と病理組織像を提示し解説する。

❶ 明瞭平滑

　図11は境界明瞭平滑の症例である。この症例は表皮嚢腫であるが，エコー画像をみてみると，腫瘤部と非腫瘤部の境界は明瞭に識別することが可能であり，辺縁部分は平滑である（図11-a）。同一症例の病理組織像を図11-bに示すが，病変部分の全周は線維性の被膜でしっかりと覆われており，病理組織像においても周辺組織との境界は明瞭で，スムーズにトレースできる。

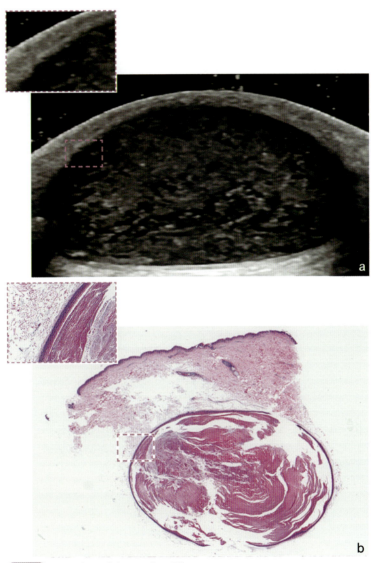

図11　表皮嚢腫（境界明瞭平滑）
a：エコー画像，b：病理組織像

第1章　基礎編

❷ 明瞭粗雑

　次に**明瞭粗雑**の症例を示す。有棘細胞癌の症例であるが，図12-aのエコー画像をみると，腫瘤部と非腫瘤部の境界は明瞭に区別できる。しかし，前述の表皮嚢腫とは異なり辺縁はギザギザしていることから，**明瞭粗雑**と判断する。同一症例の病理組織像では，腫瘍細胞が辺縁に浸潤性に増殖していることがわかる（図12-b）。

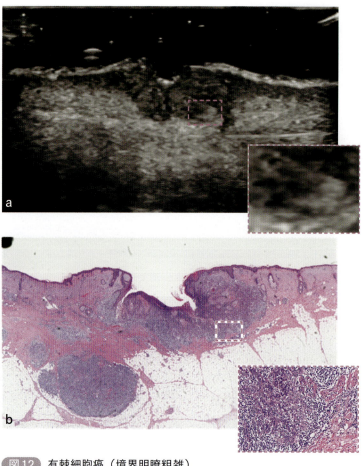

図12　有棘細胞癌（境界明瞭粗雑）
　a：エコー画像，b：病理組織像

❸ 不明瞭

　最後は**不明瞭**であるが，皮膚線維腫の症例を示す。エコー画像では，低エコー病変が描出されるが，腫瘤部と非腫瘤部との境界を明確に示すことができない（図13-a）。病理組織像（図13-b）を見てみると，真皮～皮下組織に境界不明瞭な結節性病変を認め，病変部では紡錘形～楕円形核を有する紡錘形細胞が不規則な束状・花むしろ状に増生する点が，エコー所見に反映されている。

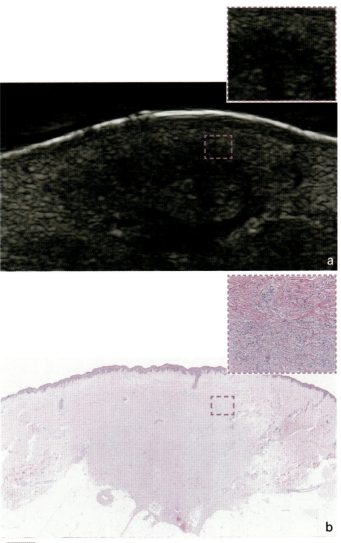

図13　皮膚線維腫（境界不明瞭）
a：エコー画像，b：病理組織像

第1章　基礎編

4 内部エコー

　腫瘤の内部エコーについては，**輝度**と**性状（均一性）**で評価する．輝度は，内部のエコー強度によって**無，低，等，高**と表現し**（図14）**，性状は**均一**か**不均一**で表現する**（図15）**．エコー輝度については，皮下組織のエコー輝度と比較して評価するとわかりやすい．内部エコーは，良性・悪性の評価というより，腫瘤内部の組織構造を反映する所見である．

　エコー検査の基本原理を簡単に述べると，エコー画像は**音響インピーダンスの差**によって作り出されたものである．音響インピーダンスの1例を**表2**に示すが[5]，音響インピーダンスとは**組織固有の超音波に対する特性**である．この音響インピーダンスが異なる物質が相接する場合に反射が生じる．すなわち，音響インピーダンスの差が小さい場合（同じ組織，または似ている組織）は反射がおこらないか，あるいは反射が少なく大部分が透過するため，無エコーや低エコーを呈する．

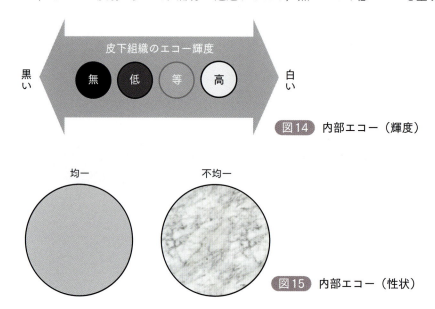

図14　内部エコー（輝度）

図15　内部エコー（性状）

表2　生体組織と音響インピーダンスの関係

	音響インピーダンス（kg/m^2/秒）
空気	0.0004
脂肪	1.35
水	1.50
血液	1.62
腎臓	1.62
筋	1.68
骨	7.80

（文献5）より改変）

ガングリオン（図16）は内容物が液状であるため無エコーであり，有棘細胞癌などの悪性腫瘍（図17-a，b）は内部が充実性であるため反射が少なく低エコーを呈している。一方，音響インピーダンスの差が大きい場合は反射量が増えるため高エコーとなる。もっとも顕著な例は，石灰沈着症の症例である（図18）。

　内部エコーのなかで，石灰化を示す高輝度エコーを認める場合は付記しておく。本書では存在部位や大きさについて次のように表現している。①存在部位：病変内部，皮膚表面，②大きさ：微細，粗大。

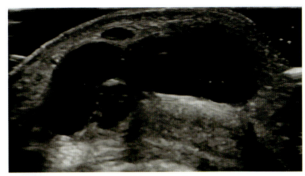

図16　ガングリオン（無エコー）

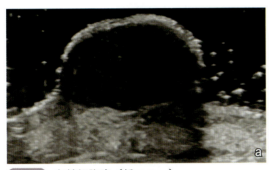
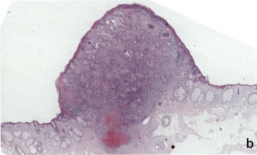

図17　有棘細胞癌（低エコー）
a：エコー画像，b：病理組織像

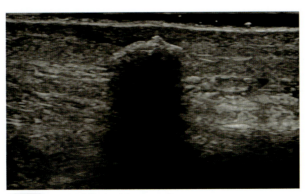

図18　石灰沈着症（高エコー）

第 1 章　基礎編

5　後方エコー

　腫瘍後方（深部方向）のエコー輝度を"後方エコー"とよび，同じ深さに存在する周囲組織と比較して**増強**，**不変**，**減弱**，**消失**の4段階で評価する。この後方エコーは内部エコーと密接な関係がある。超音波は腫瘍内部を通過するときに反射や吸収，散乱，拡散などにより減弱する。このため，前述のように反射が少ない無エコーや低エコーを呈する場合は後方エコーが増強し，反射量が多い場合は減弱もしくは消失する。例えば，筋肉と骨のような場合は，骨表面での反射が非常に大きいため透過量がない。したがって，骨表面が非常に高輝度で描出され，後方エコーは消失する。このように，内部エコーとともに後方エコーは腫瘍の組織特性に関連し，腫瘍の組織像を推定するために大変重要な所見である。図19を使って説明すると，媒質中を伝播する超音波は距離に従って減衰する（図19-a）。また，超音波は音響インピーダンスの異なる物質の境界で反射するが，図19-bのように腫瘍内が同一の成分で満たされている場合は反射がほとんどおこらないため超音波が減衰しない。したがって，内部エコーは低となり，後方エコーは高くなる。すなわち，増強する。一方，図19-cのように異なる成分が混在する場合は，その境界面で反射が生じるため，腫瘍の内部エコー輝度は高くなり，後方エコーは減弱する。表在性皮膚脂肪腫性母斑の症例を供覧する（図20）。エコー画像（図20-a）は高エコー腫瘍を呈しており後方エコー減弱を示している。同症例の病理組織像（図20-b）では，腫瘍内部を拡大してみると，脂肪細胞（図20-c）と膠原線維（図20-d）が入り混じっているのがわかる。

　後方エコーの音響的所見として，腫瘍外側における外後方エコーが欠損する場合を**外側陰影**とよぶ。外側陰影は周囲の組織と音響インピーダンスが異なり，平滑な輪郭をもつ病変をエコーが通過する際に生じる屈折を反映した所見である。腫瘍径が大きいものにみられることが多い。

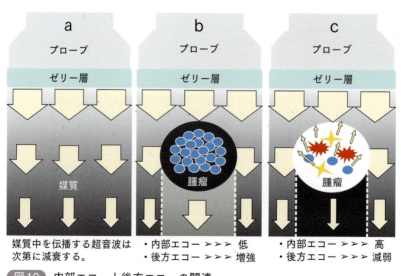

図19　内部エコーと後方エコーの関連

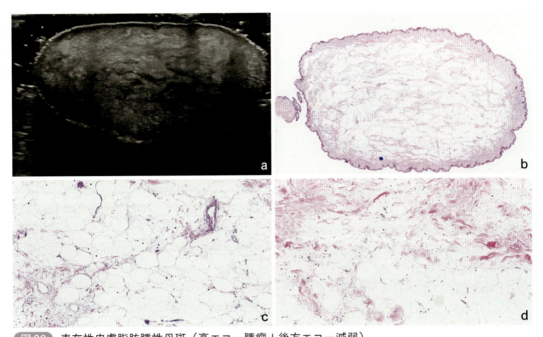

図20　表在性皮膚脂肪腫性母斑（高エコー腫瘤＋後方エコー減弱）
a：エコー画像，b：病理組織像（弱拡大像），c：病理組織像（強拡大像），d：病理組織像（強拡大像）

6 血流

　エコー検査はドプラを用いることによって腫瘍内の血流評価が可能である。一般的に悪性腫瘍では新生血管が増大するために血流シグナルが豊富であることが多いが，腫瘍の大きさに関連するので注意を要する。Giovagnorioら[6]は，カラードプラによる腫瘍内血流パターンを，図21に示すようなType I～IVの4型に分類している。Type I とIIをhypovascular vessels（乏血性血管），IIIとIVをhypervascular vessels（多血性血管）として検討した結果，良性腫瘍では乏血性血管が多く，悪性腫瘍では多血性血管を示す腫瘍が多かったと報告している。このときの感度と特異度は，悪性腫瘍で多血性血管の場合が90％と100％，良性腫瘍で乏血性血管の場合が100％と90％であり，非常に良好な結果であった。本書では血流について，検出されるシグナルの量と部位によって，なし，わずか（点状）または周囲のみ，わずか（線状または辺縁），豊富（辺縁または腫瘍内樹枝状）および豊富（腫瘍内不規則）と表現した。

　ドプラの血流パターンについて，関節エコーの世界的な権威として知られるイタリアのGrassiら[7]が，血流パターンによる鑑別疾患の可能性を示した。従来のカラードプラでは腫瘍内の血流を検出することはできたものの，微細な血流パターンを識別することは困難であった。しかし，近

第1章　基礎編

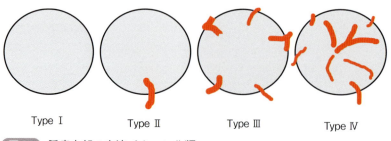

図21 腫瘤内部の血流パターン分類

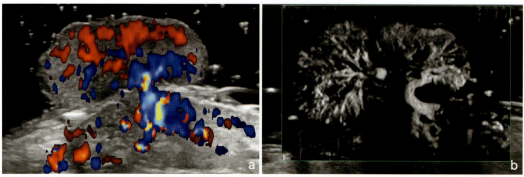

図22 小葉状毛細血管腫の血流パターン（従来のカラードプラとSMIとの比較）
a：カラードプラ，b：Superb Micro-vascular Imaging（SMI）

▶ 基礎編
動画1

　年キヤノンメディカルシステムズより，造影剤を使わない状態で微細な低流速の血流シグナルを検出する新しいイメージング技術，Superb Micro-vascular Imaging（SMI）が登場した。このSMIの登場により，各メーカーから新たな微小血管を描出するソフトウェアが開発され，従来の検出感度をより向上させている。このようなドプラ技術の進歩は今後のさらなるエコー診断能の進化を期待させる。ここで小葉状毛細血管腫のエコー画像を供覧する**（図22）**。図22-aは従来のカラードプラ，図22-bはSMIである**（動画1）**。SMIの画像では，血管が腫瘍内に流入し分枝するのが，細部までわかる。

7 深達度

　エコーは腫瘤の形状だけでなく，ドプラによる血流評価や，エラストグラフィ，shear waveによる硬さの評価（図23，動画2）など，腫瘤の質的評価に対してさまざまな有用な情報を提供し得るが，深さの評価がもっとも重要である。近年の悪性黒色腫（メラノーマ）に対する術前エコーのレビューでも，深さの評価は重要な情報である[8]。エコーによる深さの評価では，病変の主座が真皮内なのか，それとも皮下組織や筋層にまで及んでいるのかを確認し，エコーで観察し得るもっとも深い病変までの距離を計測する。本書では，皮膚表面からもっとも深い病変までの距離を最大深度とした。

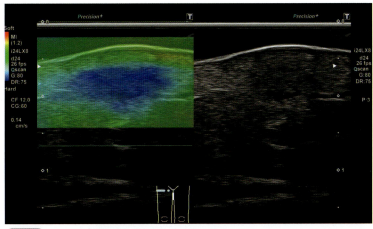

図23　皮膚線維腫（エラストグラフィ）

基礎編 動画2

第 1 章　基礎編

8　下床評価

　皮膚科医は触診により，腫瘤の深さ，大きさ，形，表面の性状，硬さ，可動性，境界，圧痛について評価する。これらのパラメータは，エコーにおいては形状評価やサイズ計測，あるいはエラストグラフィによって可視化することが可能である。良性腫瘍では周囲との可動性は良好で，悪性腫瘍では周囲と癒着して可動性に乏しいことが多い。しかし，良性腫瘍においても周辺組織と癒着し可動性が不良の症例があり，エコーを用いることによって可視化できる。図24に実際の動的評価の画像を供覧する。図24-a は脂肪腫，図24-b は表皮嚢腫である。図24-a では腫瘤部分を側面から圧迫すると腫瘤部分と筋膜とが独立して可動しているのがわかるが**（動画3）**，図24-b では腫瘤の動きと筋膜の動きが独立しない**（動画4）**。このようにエコーによって下床評価を行うことが可能である。

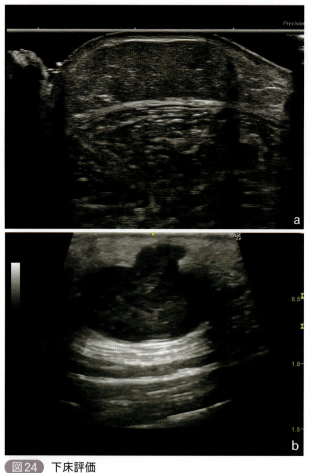

 基礎編 動画3

 基礎編 動画4

図24　下床評価
a：脂肪腫，b：表皮嚢腫

9 腫瘍反応層

　MRIは組織分解能に非常に優れているため，軟部腫瘍の進展範囲の評価に利用される。腫瘍反応層とはMRIなどの画像modalityで使用される用語であるが，腫瘍の周囲にみられる浮腫様信号異常のことである。エコーでは腫瘍周囲の高エコー帯として描出される。前述の境界部エコーに該当するが，MRIに倣いここでは腫瘍反応層として解説したい。悪性黒色腫の皮膚転移のエコー画像を図25-a，bに示す。腫瘤性病変である低エコー腫瘤の周りに高エコー帯が存在していることがわかる。

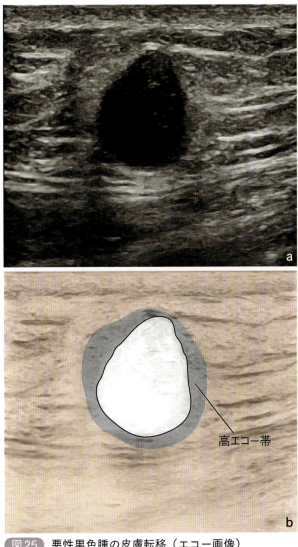

図25　悪性黒色腫の皮膚転移（エコー画像）

第 1 章　基礎編

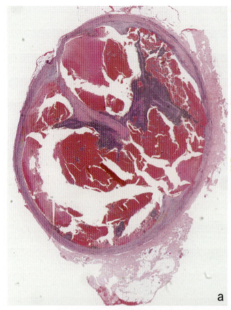
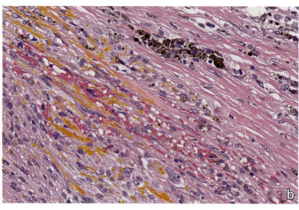

図26　悪性黒色腫の皮膚転移（病理組織像）
a：弱拡大像，b：強拡大像

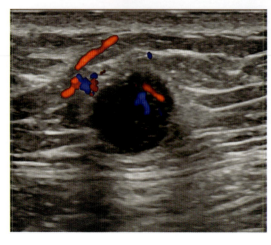

図27　悪性黒色腫の皮膚転移（カラードプラ）

　同病変の病理組織像（図26-a）を見てみると，エコーで示している低エコー病変の大部分は出血成分であり，一部隔壁様構造が観察される。辺縁部分の拡大図（図26-b）をみると，線維性間質のなかに多数のメラノファージや腫瘍細胞，そしてリンパ球の浸潤を認め，浮腫性変化を伴っている。カラードプラによる腫瘤の血流評価では，低エコー腫瘍性病変内の血流シグナルはわずかであり，ちょうど病理組織の隔壁部分に一致している（図27）。一般的に，この反応層は腫瘍周囲の間質に炎症細胞浸潤や反応性浮腫，また悪性腫瘍細胞浸潤や小血管増生が生じて形成されるものと考えられる。したがって，切除による根治性を高めるためには，エコーで評価することが手術範囲決定の助けとなる。

■第 1 章 基礎編の病理写真は岐阜大学医学部附属病院病理部臨床教授　宮﨑龍彦先生よりご提供

第2章
実践編

第 2 章　実践編

エコーの有効度

症例 1　石灰化上皮腫

主訴　左顔面の皮下腫瘤（11歳，女児）

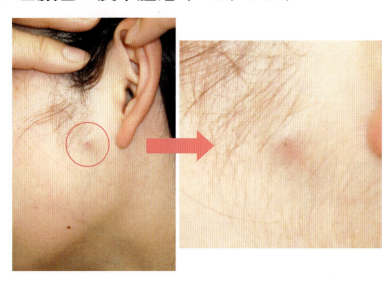

臨床のアプローチ

問診
- 半年前に耳前部のしこりに気がついた。その後次第に増大してきた。
- 触るとごつごつしていたが，痛みはなかった。

触診＆視診
- 皮膚は伸展され菲薄化，紅斑を伴う。
- 弾性硬で形状は不整だが，周囲組織とは癒着がない。

鑑別
- 石灰化上皮腫
- 外毛根鞘腫

エコーでここが知りたい！
- ✓ 腫瘤内，周囲の血流の有無を知りたい。
- ✓ 囊腫構造があるか，石灰化があるかを確認したい。
- ✓ 表皮との癒着の有無，周囲組織（特に耳下腺）との距離や癒着の有無を知りたい。

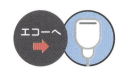

1. 頭・顔

超音波検査所見

横断画像

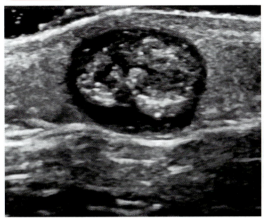
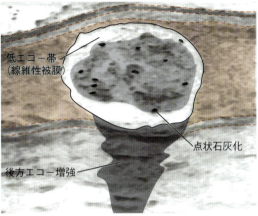

縦断画像

縦断画像（カラードプラ）

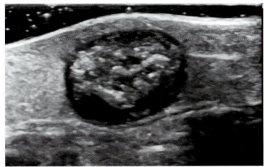
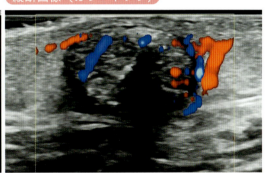

形状	境界部	内部エコー 輝度	内部エコー 性状	血流	縦横比	最大深度	後方エコー	外側陰影	石灰化	下床評価
整	明瞭平滑	高	不均一	わずか（辺縁）	0.71	8.0mm	やや増強	なし	あり（微細・多数）	可動性良好

　左顔面の真皮内に9.7×9.4×6.9mmの高エコー腫瘤を認める。腫瘤の形状は整，境界は明瞭平滑である。内部エコーは不均一であり，微細な高エコー像が多数みられる。後方エコーはわずかに増強している。腫瘤内部には血流シグナルはないが，腫瘤辺縁に血流シグナルを認める。また，腫瘤辺縁に低エコー帯がみられ，線維性被膜を有することが示唆される。

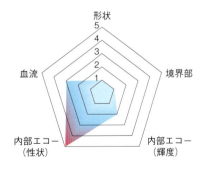

第2章　実践編

他の検査所見

病理組織

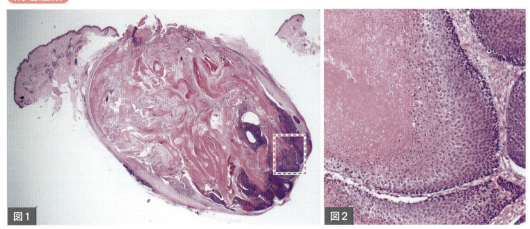

　皮下に薄い被膜に包まれた結節があり，一部に石灰化がみられる（図1）。結節を構成する細胞は大部分がshadow cell（陰影細胞；核が抜けたピンクの細胞）であるが，辺縁にbasophilic cell（好塩基性細胞；核の残る紫の細胞）が残存して，shadow cellに移行している（図2；図1囲み部，×200）。

⚠ 今後の治療方針と注意点

　石灰化上皮腫は毛母腫あるいは毛根腫ともよばれる，幼小児にしばしばみられる毛包系の腫瘍である。顔面，頸部，上肢外側に好発する1cm程度までの皮下結節である。どの規模の病院であっても遭遇率は高い。

　皮膚は常色〜やや青みがかった腫瘤が透見される。まれに水疱を形成する。形状は凹凸に富んでおり，ときに多房性である。治療は外科的切除術あるいは経過観察である。筋緊張性ジストロフィーで多発することがある。

　形状や硬さから，触診で病名が予測しやすい腫瘍である。触診とあわせてエコーで石灰化がみられれば，診断に苦慮することは少ない。診断のためとともに手術時に有用な情報が術前に得られるため，エコーを使用する。石灰化上皮腫は基本的には線維性の結合組織に包まれており周囲組織から剥離しやすい腫瘍であるが，感染症の合併や，外的刺激（小児は，皮下結節をよく触っていじる傾向にある）によって，周囲組織と癒着していることもある。エコーで，腫瘍の周囲を取り囲むような疎な間質が一様に追えるかを確認しておくと手術時に役立つ。

1. 頭・顔

実践編
動画1

バリエーション・鑑別疾患

表皮嚢腫

石灰化上皮腫

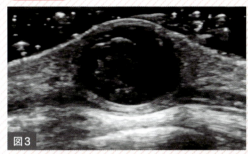
図3

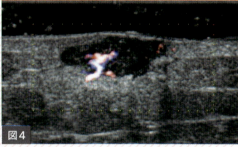
図4

石灰化上皮腫にみられる多様な石灰化病変

← 小　　石灰化　　大 →

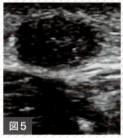
図5

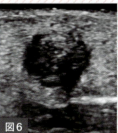
図6

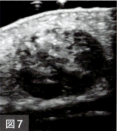
図7

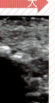
図8

　石灰化上皮腫は表皮嚢腫（図3）や皮膚線維腫などの皮膚腫瘍や皮下結節と，臨床所見やエコー所見が類似し鑑別が困難な場合がある[1]。図4はエコーで炎症性表皮嚢腫と判断し，病理組織学的に石灰化上皮腫と診断された症例である。この症例のように形状不整で血流シグナルが検出される病変では，炎症性表皮嚢腫との見分けがつかない。また動画1のように非常に豊富な血流シグナルが検出される症例もあるため注意が必要である。一般的に石灰化上皮腫の特徴的なエコー所見は，「形状整で境界明瞭平滑，内部エコーは不均一で，病変内部に石灰化を有しており後方エコーが減弱〜消失する」である。しかし実臨床では，石灰化がまったく存在しない病変や，石灰沈着症と区別できないほど高度な石灰化を伴う症例に遭遇することは珍しくない（図5〜8）。病理組織学的には主に好塩基性細胞と陰影細胞から構成され，時間の経過とともに陰影細胞の割合が増加し，次いで石灰沈着や骨形成が生じるとされており[2]，このような経過がエコー所見に反映されている。

25

第2章 実践編

エコーの有効度

症例 2 　基底細胞癌

主訴　左鼻翼の黒色腫瘤（53歳，男性）

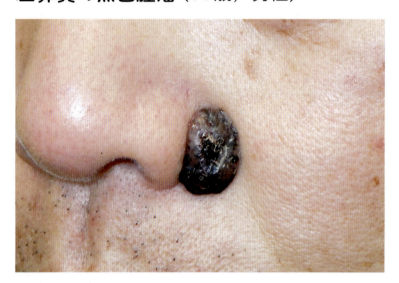

臨床のアプローチ

問診	● 数年前から左鼻翼に黒色斑があり，次第に隆起してきた。 ● 痛みはなかったが，半年前より腫瘍中央から出血を伴うようになった。 ● 特別な家族歴や，過度の紫外線曝露歴はなかった。
触診＆視診	● 腫瘍辺縁が堤防状に隆起した黒灰色〜紅色の腫瘍で中心に潰瘍を伴う。 ● 充実性でやや硬い。
鑑別	● 基底細胞癌 ● 悪性黒色腫 ● 母斑細胞母斑

エコーでここが知りたい！
- ☑ 腫瘍の大きさ，深さや形状，腫瘍内の血流の有無など，腫瘍の性状を把握したい。
- ☑ 微細な石灰化があるかを確認したい。
- ☑ 周囲組織への浸潤の程度，皮膚面からの深さを知りたい。

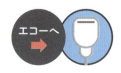
エコーへ

1. 頭・顔

超音波検査所見

横断画像

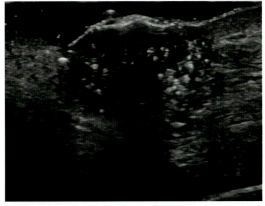
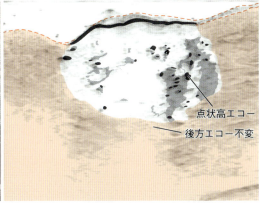

点状高エコー
後方エコー不変

縦断画像

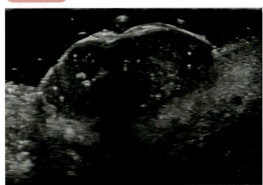

縦断画像（カラードプラ）

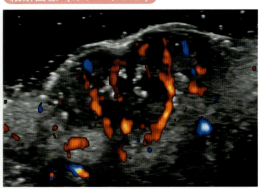

形状	境界部	内部エコー 輝度	内部エコー 性状	血流	縦横比	最大深度	後方エコー	外側陰影	石灰化
不整	一部不明瞭	低	不均一	豊富（腫瘤内不規則）	0.51	8.8mm	不変	なし	あり（微細・多数）

　左鼻翼部に15.3×12.8×7.8mmの低エコー腫瘤がみられる。腫瘤の形状は不整，境界は明瞭粗雑であるが，一部不明瞭である。内部エコーは不均一であり，微細な点状高エコーを多数認める。また，腫瘤内部に豊富な血流シグナルがみられる。境界不明瞭に描出される部位は，皮下組織への浸潤が示唆される。

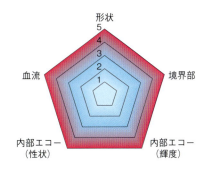

27

第2章 実践編

他の検査所見

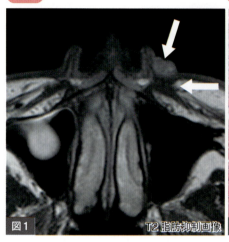

MRI
図1　T2脂肪抑制画像

不整な形状の結節が脂肪組織へ浸潤している（図1）。

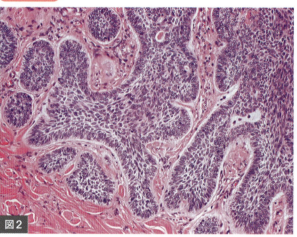

病理組織
図2

基底細胞様の細胞が柵状に配列し、外側に間質を伴って増殖している（図2、×200）。

⚠ 今後の治療方針と注意点

　基底細胞癌は日本のみならず世界的にもっとも多い皮膚悪性腫瘍で、高齢者に好発、70％以上が顔面に発生する。局所への侵襲性は高いが緩徐に増大し、転移はまれである。臨床像は表面に蝋のような光沢を伴い、中央部が陥凹、潰瘍化し、辺縁を結節で取り囲まれた堤防状の外観を呈する結節潰瘍型がもっとも多い。治療は病変から数mm余裕をもって切除術を行うが、顔面に好発するため治療に際し整容的な問題を伴うことが多い。再建は植皮術、皮弁術を行う。

　基底細胞癌はダーモスコピー（皮膚の反射を抑えて病変を診察する拡大鏡）で特徴的なパターンがみられるため、ダーモスコピーで確定診断が可能な腫瘍である。ダーモスコピーによってかなり小さな（初期の）病変を診断することができるようになった。ごく初期の病変はエコーの必要性は低いが、ある程度の大きさになると、微細な高輝度斑が腫瘍内にみられる（cotton flower like appearance）。この所見が悪性黒色腫との鑑別に役立つ。術前の情報としてエコーで、腫瘍が真皮あるいは皮下脂肪組織のどの深さまで浸潤しているかという点や、顔面の表情筋への浸潤があるかなどを確認する。

1. 頭・顔

バリエーション

微細な石灰化を伴う症例

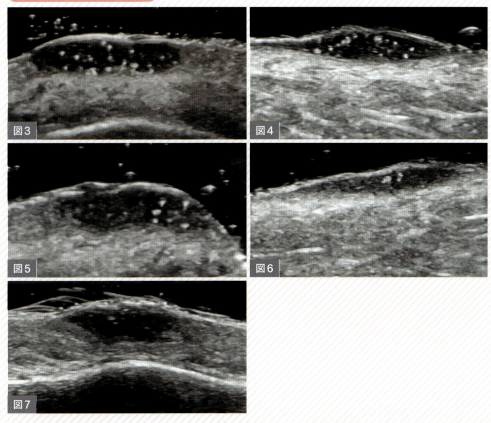

図3　図4　図5　図6　図7

石灰化のない症例

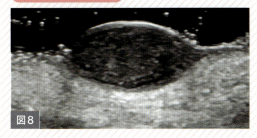

図8

　基底細胞癌に特徴的なエコー所見は，前述のように石灰化を反映する綿花状高輝度斑（cotton flower like appearance）であるが，石灰化がまばらにみられたり，点状に観察されたりする症例[1,2]（図3〜7），または石灰化をまったく認めない症例（図8）も存在するため，注意が必要である。

第2章　実践編

エコーの有効度

症例 3　有棘細胞癌

主訴　下口唇の紅色腫瘤（68歳，女性）

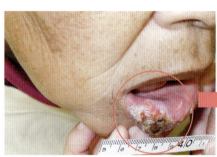
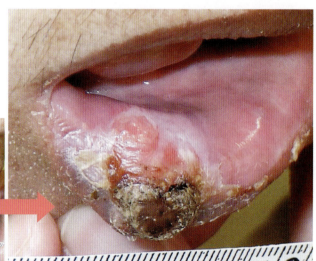

臨床のアプローチ

問診
- 以前より知的障害があるため発症時期は不明だが，家人によれば半年前には下口唇に異常所見はなかった。
- 2カ月前から下口唇の一部が隆起してきてただれるようになった。
- 時々痂皮が取れて出血を繰り返し，悪臭を伴う。

触診＆視診
- 角化物が付着する紅色の腫瘤で，表面はびらんを呈し，易出血性である。
- 数個の肉芽様の小結節がある。

鑑別
- 有棘細胞癌
- 日光角化症
- 開口部形質細胞症
- 毛細血管拡張性肉芽腫
- 感染性肉芽腫

エコーでここが知りたい！
- ☑ 腫瘤の大きさ，深さや血流の深さなど，性状を把握したい。
- ☑ 周囲組織への浸潤の程度を知りたい。
- ☑ 皮膚面からの深さを測定したい。

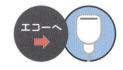

1. 頭・顔

超音波検査所見

横断画像

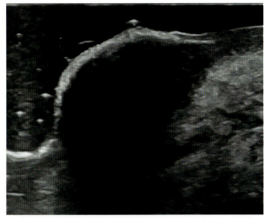
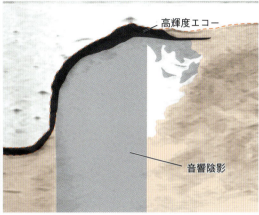

高輝度エコー
音響陰影

横断画像（カラードプラ）　**縦断画像（カラードプラ）**

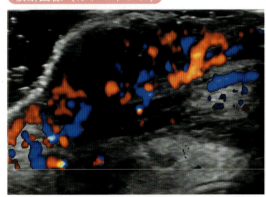
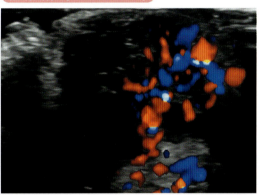

形状	境界部	内部エコー		血流	縦横比	最大深度	後方エコー	外側陰影	石灰化
		輝度	性状						
不整	一部不明瞭	低	不均一	豊富（腫瘤内不規則）	0.73	10.1 mm	減弱	なし	あり（表面）

　下口唇に12.3×12.0×9.0mmの低エコー腫瘤を認める。内部エコーは，表面の高輝度エコーに伴う音響陰影のため観察不良である。腫瘤の形状は不整，境界は明瞭粗雑で一部不明瞭である。腫瘤内部に豊富な血流シグナルを認める。水平方向の組織浸潤については，表層の過角化に伴う音響陰影のため評価不能である。

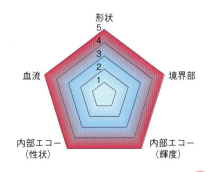

第 2 章　実践編

> 他の検査所見

病理組織

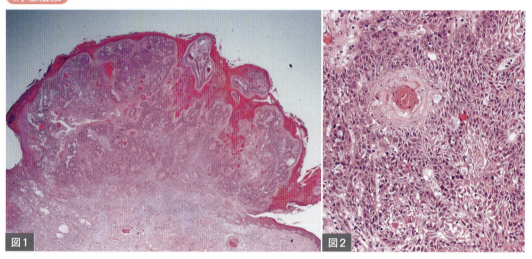

図1　　図2

　外方へ突出する腫瘍がみられ，表層には過角化がある。シート状から索状に浸潤増殖する異型角化細胞が認められる（図1，×2）。異型角化細胞は角化傾向を示し，癌真珠の形成が散見される（図2，×200）。

⚠ 今後の治療方針と注意点

　有棘細胞癌の大きさはさまざまだが，高齢化に伴い患者数は増加しており，多くの病院で遭遇する疾患である。老人施設から皮膚科に紹介される症例も多い。病因として紫外線曝露があげられ，高齢者の日光露出部に好発する。初期は紅色の角化を伴う局面であり，この段階では日光角化症の状態である。しかし，進行すると紅色のカリフラワー状に隆起し，自壊するため独特の悪臭を伴うようになる。そのため有棘細胞癌では，においも診断の手助けとなることがある。

　治療としては，外科的切除が第一選択だが，放射線治療も有用である。間質浸潤や脈管侵襲のある症例ではリンパ節転移をきたすことも少なくないため，術後の経過観察時に，所属リンパ節転移の確認としてもエコーは有用である。
　炎症を伴う有棘細胞癌では，術前に所属リンパ節が腫脹していることも少なくなく，リンパ節転移か，炎症性のリンパ節腫大か判断に迷うこともある。その鑑別にエコーは有用である（転移性リンパ節腫大の項で後述）。

1. 頭・顔

バリエーション

▶ 実践編 動画2　　▶ 実践編 動画3　　▶ 実践編 動画4　　▶ 実践編 動画5

低エコー＋後方エコー増強　　**腫瘤内にみられる豊富な血流シグナル**

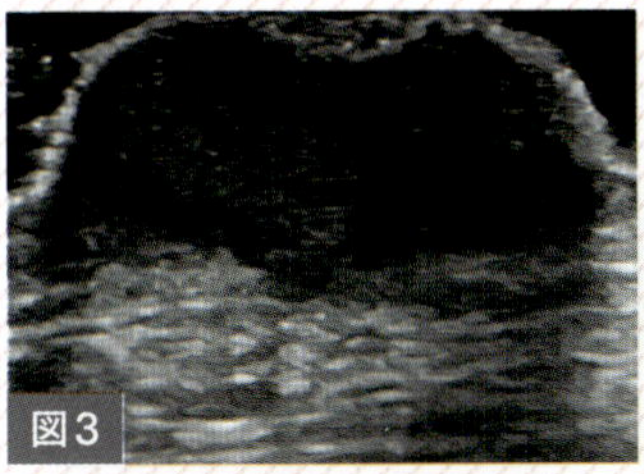

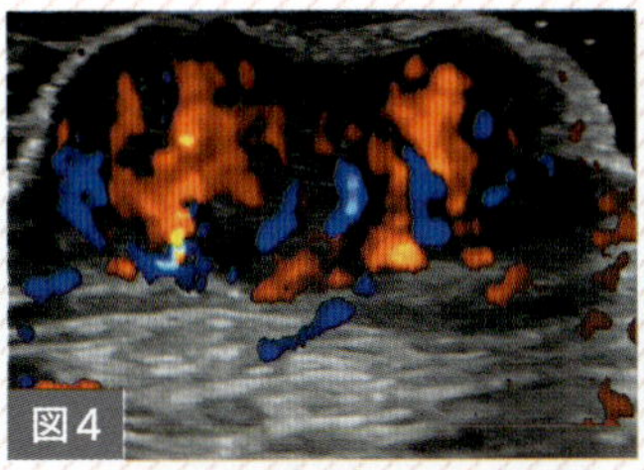

図3　　図4 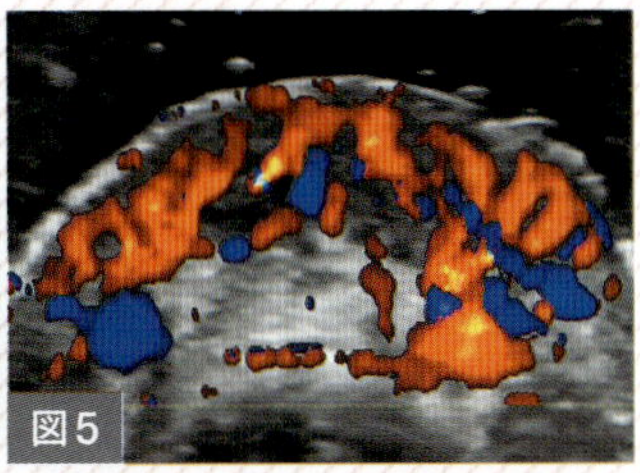　　図5

石灰化を伴わない症例　　**微細な石灰化を伴う症例**　　**粗大な石灰化を伴う症例**

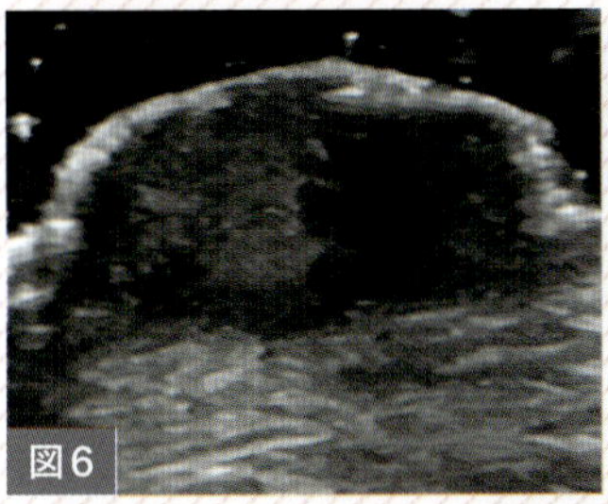

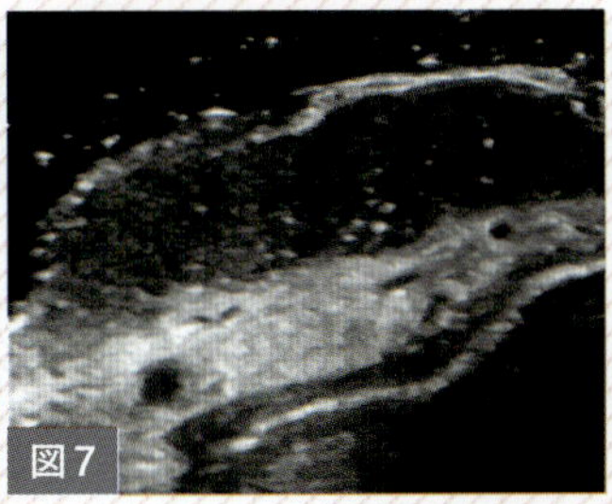

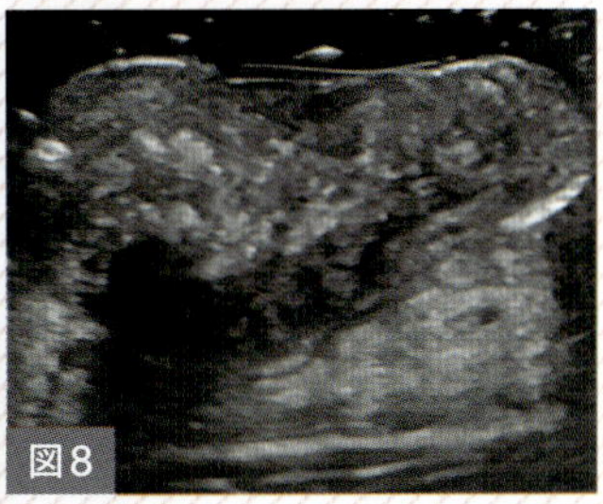

図6　　図7　　図8

分葉状で不整形を呈する症例　　**嚢胞成分を伴う症例**

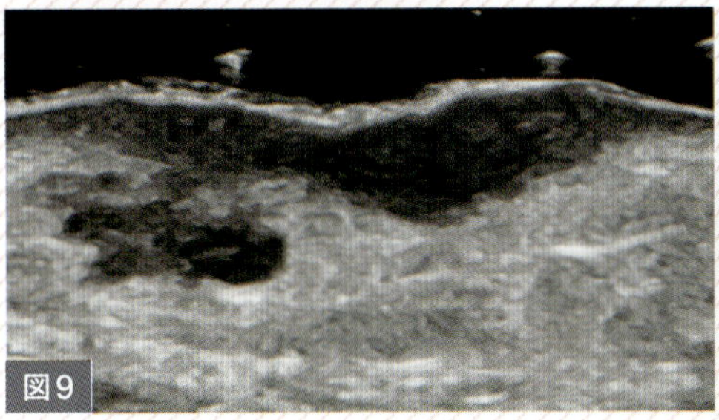

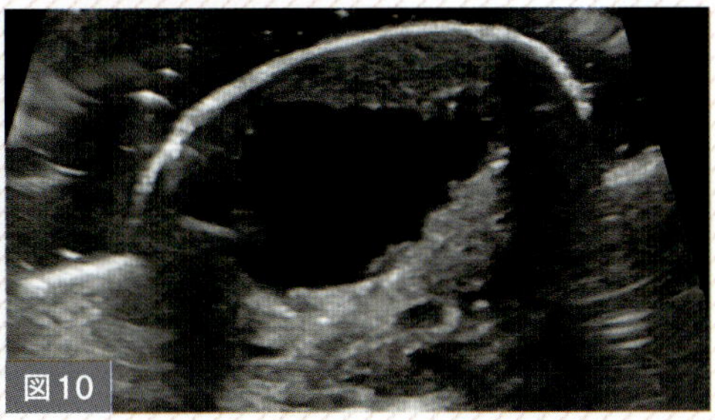

図9　　図10

　有棘細胞癌は低エコーで内部に豊富な血流シグナルを伴う病変として描出され（図3〜5），血流は多方向から不規則に流入する（動画2，3）。一般に悪性腫瘍の多くは表層に角化は認めず，良性疾患では表面に角化を反映する高エコーが多い[1]が，有棘細胞癌では腫瘍の増殖に伴い表面や内部に著明な角化を生じる[2]。基底細胞癌に有用とされる石灰化については，有棘細胞癌ではみられない症例もあれば（図6），大小さまざまな高エコースポットを認める症例もあることに注意したい（図7，8）。また，分葉状で不整形を呈する症例も存在し（図9，動画4），腫瘍径が大きく，内部に嚢胞成分を伴う症例もあり，他の嚢胞性疾患との鑑別にも注意が必要である（図10，動画5）。

第2章　実践編

エコーの有効度

症例 4　外毛根鞘嚢腫

主 訴　頭頂部の皮下腫瘤（47歳，女性）

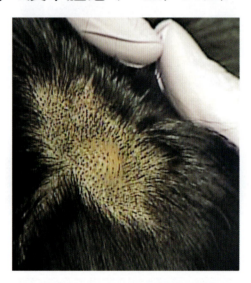

臨床のアプローチ

問診
- 1年前に頭頂部の小さな皮下結節を自覚した。
- 近医で表皮嚢腫と診断され経過観察されたが，緩徐に増大した。
- 炎症を伴ったり排膿したりするエピソードはなかった。

触診＆視診
- 直径10mmの脱毛を伴わない皮下腫瘤で，弾性軟である。
- 表皮と癒着はあるが，明らかな臍様の陥凹はみられない。
- 下床との可動性は良好である。

鑑別
- 外毛根鞘嚢腫
- 表皮嚢腫
- 石灰化上皮腫

エコーでここが知りたい！
- ☑ 腫瘤の大きさと深さを計測したい。
- ☑ 内部性状（嚢腫形成か充実性か石灰化の有無）を把握したい。
- ☑ 表皮，真皮，皮下脂肪組織と癒着があるか，帽状腱膜と癒着があるかを確認したい。

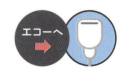

1. 頭・顔

超音波検査所見

横断画像

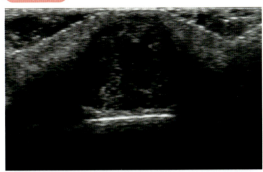
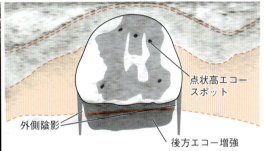

縦断画像

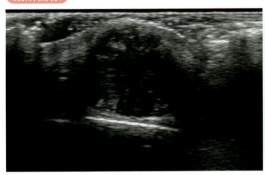

横断画像（カラードプラ）

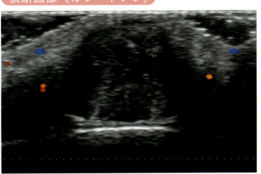

形状	境界部	内部エコー		血流	縦横比	最大深度	後方エコー	外側陰影	石灰化
		輝度	性状						
整	明瞭平滑	低	不均一	周囲	0.76	10mm	増強	あり	あり（微細・多数）

　頭頂部の皮下脂肪組織内に11.2×11.2×8.5mmの低エコー腫瘤を認める。腫瘤の形状は整，境界は明瞭平滑である。内部エコーは不均一。後方エコーが増強しており，外側陰影もみられる。腫瘤内部に血流シグナルはないが，腫瘤周囲にわずかに血流シグナルがみられる。腫瘤内部に点状の高エコースポットを多数認める。可動性は良好であり，エコー上癒着はないと考える。

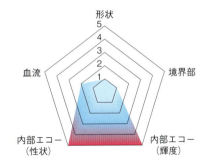

第2章 実践編

他の検査所見

病理組織

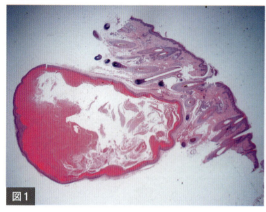 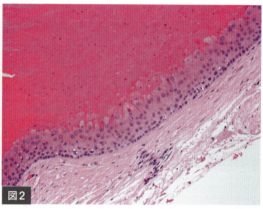

図1

図2

真皮内に囊腫がみられる（図1，×2）。囊腫壁は，顆粒層を欠く外毛根鞘性角化を示す重層扁平上皮により構成され，層状からコンパクトな角化物が充満している（図2，×200）。

⚠ 今後の治療方針と注意点

　約90％が頭部に生じる疾患であり，同じような囊腫を形成する表皮囊腫に比べると，外壁がしっかりしており切除時に破れにくく，剥離も容易である。

　表皮囊腫でよくみられる表皮への開口部，いわゆる"へそ"も被髪部に存在する表皮囊腫ではわかりにくいことがあり，触診では外毛根鞘囊腫は表皮囊腫より少し硬い印象があるが，両者の臨床的な鑑別は難しい。囊腫の内容物に石灰化がみられること，外壁がしっかりしていることが術前にエコーでわかっていると，外毛根鞘囊腫の可能性が高く，表皮囊腫の切除よりも気持ち的に楽である。

　表皮囊腫の壁を摘出時に破ってしまい，悔しい思いをされた皮膚科医も多いのではないだろうか。

1. 頭・顔

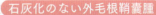
バリエーション・鑑別疾患

表皮嚢腫
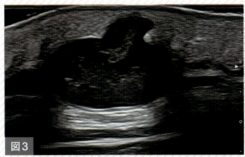
図3

石灰化のない外毛根鞘嚢腫
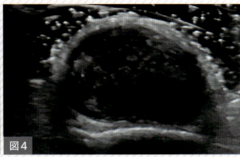
図4

石灰化を伴う外毛根鞘嚢腫
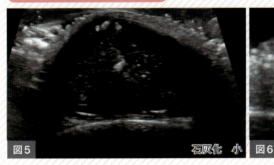
図5　石灰化 小

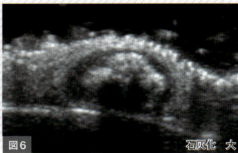
図6　石灰化 大

表1　外毛根鞘嚢腫と表皮嚢腫の特徴

	外毛根鞘嚢腫	表皮嚢腫
好発部位	半数以上が頭部[2) 3)]	頭頸部，体幹上部，腰臀部
開口部（"へそ"）	なし[4)]	あり
二次的炎症[5)]	14.8%	50%

　病理学的には表皮嚢腫（epidermal cyst）（図3）と外毛根鞘嚢腫（trichilemmal cyst）は異なった疾患である。臨床所見や画像所見は類似する。外毛根鞘嚢腫は頭部好発[1) 2)]で開口部がないため[3)]か，表皮嚢腫に比して二次性の炎症を伴いにくい[4)]（表1）。外毛根鞘嚢腫では嚢腫壁に外毛根鞘性角化がみられ，内容物が石灰化しやすい[2) 5) 6)]。自験例では石灰化がない症例もあったが（図4），多くの症例で内部に石灰化がみられた（図5，6）。

第2章　実践編

エコーの有効度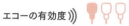

症例 5　脂漏性角化症

主訴　鼻根部の褐色角化性腫瘤（85歳，女性）

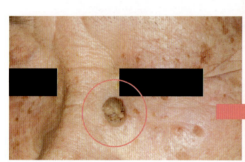
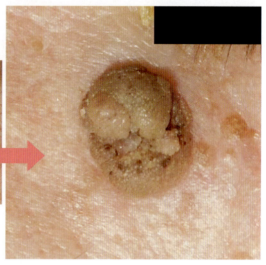

臨床のアプローチ

- **問診**
  - 数年前から鼻根部に平坦な褐色の色素斑が存在し，次第に隆起した。
  - 軽度の瘙痒を伴うが，出血のエピソードはない。

- **触診＆視診**
  - 境界明瞭な角化性病変で，表面は顆粒状である。

- **鑑別**
  - 脂漏性角化症
  - 尋常性疣贅
  - 本症例は褐色調だが黒色調の場合もあり，悪性黒色腫や基底細胞癌と迷う。

 エコーでここが知りたい！

- ✓ 臨床的特徴と，ダーモスコピー所見から臨床診断は容易であり，エコーを行うことは少ない。
- ✓ 悪性黒色腫や基底細胞癌と迷う症例では，血流や腫瘍の厚み，石灰化の有無の確認を行う。

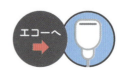

1. 頭・顔

超音波検査所見

縦断画像

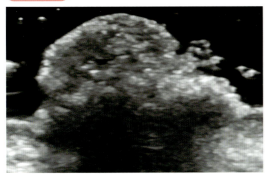
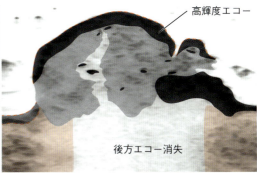

高輝度エコー

後方エコー消失

横断画像

横断画像（カラードプラ）

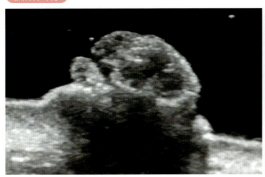
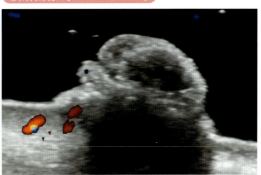

形状	境界部	内部エコー		血流	縦横比	最大深度	後方エコー	外側陰影	石灰化
		輝度	性状						
概ね整	評価不能	評価不能	評価不能	なし	0.24	評価不能	消失	なし	あり（粗大）

　左鼻根部に隆起する、7.0×3.6×1.7mmの低エコー腫瘤を認める。腫瘤の形状は概ね整（一部不整）である。境界や内部エコーについては石灰化に伴う音響陰影のため評価不能であった。腫瘤内部に明らかな血流シグナルは認めない。

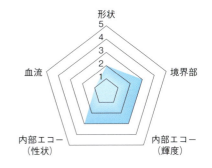

第 2 章　実践編

他の検査所見

病理組織

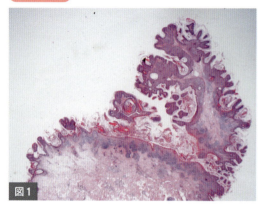

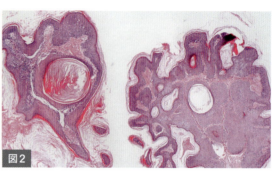

　外方に突出する乳頭状角化性病変がみられる（図1，×20）。表皮内に基底細胞様細胞の増殖があり，偽角質嚢胞がみられ，真皮乳頭下層にはリンパ球主体の炎症細胞浸潤もある（図2，×200）。

⚠ 今後の治療方針と注意点

　良性疾患であるが，整容的に気になる場合などは，液体窒素で冷凍凝固術を施行したり，切除を行ったりする。軽い瘙痒を伴い数カ月の短期間に多発する際には，Leser-Trélat徴候を疑い，内臓悪性腫瘍（特に消化管）の検索を行う。

　脂漏性角化症にはいくつかの病型がある。表皮肥厚型，角質増殖型，クローン型，腺腫様型，刺激型に分けられる。刺激型では搔破などの外的刺激が加わり修飾されてsquamous eddyを伴うため，病理学的に有棘細胞癌と迷うこともある。

　ダーモスコピーでは面皰様開孔や，溝と隆起，指紋様構造が特徴的な像であり，診断に役立つ。

1. 頭・顔

バリエーション

病変内の血流シグナルが比較的少ない症例

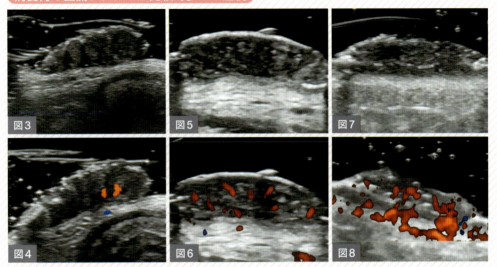

病変内の血流シグナルが豊富な症例

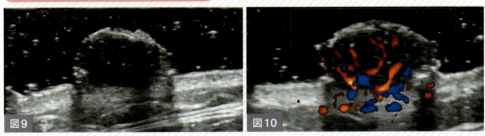

※図3と4，図5と6，図7と8，図9と10は同一症例のBモードとカラードプラ

　脂漏性角化症は外方増殖性の表在性腫瘍である。病理学的には，基底細胞様および有棘細胞様細胞の表皮内増殖が認められ，表皮が肥厚する型や表皮が過角化する型がある。エコーでも表皮内の低エコー腫瘤として描出される。病変内部や表面に強い石灰化を伴う場合もある（図3〜9）。腫瘍内部に豊富な血流シグナルを認める場合は（図10, 動画6, 7），基底細胞癌などの悪性腫瘍との鑑別が難しい。

▶ 実践編 動画6　　▶ 実践編 動画7

第2章　実践編

エコーの有効度)))

症例 6　反転性毛包角化症

主訴　頬部の紅色結節（73歳，女性）

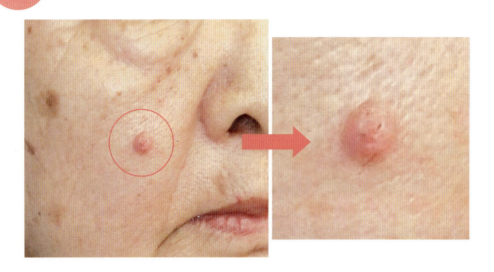

臨床のアプローチ

問診
- 1年前から右頬の紅色丘疹に気づいていた。
- 次第に増大し皮下結節となったため受診した。

触診＆視診
- 表面は平滑で紅色，弾性軟で圧痛はない。
- 潰瘍形成はない。

鑑別
- 反転性毛包角化症
- 皮膚線維腫
- 表皮嚢腫
- 毛包腫
- 黄色肉芽腫
- ケラトアカントーマ

 エコーでここが知りたい！
- ✓ 腫瘤の半分は外方に突出しているが皮内に存在する部分が隠れており，皮下結節の深さや，血流状態の確認をしたい。
- ✓ 左右対称性か，腫瘤深部まで含めた全体の形状を把握したい。

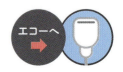

1. 頭・顔

超音波検査所見

実践編
動画8

横断画像

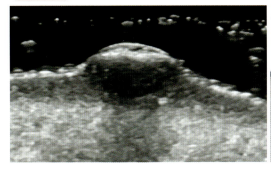

高輝度エコー
後方エコー減弱

縦断画像

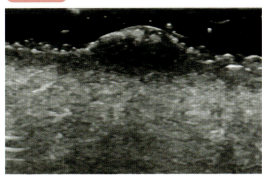

縦断画像（カラードプラ）

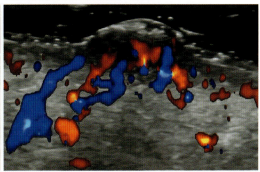

形状	境界部	内部エコー		血流	縦横比	最大深度	後方エコー	外側陰影	石灰化
		輝度	性状						
不整	明瞭粗雑	低	均一	豊富（腫瘤内不規則）	0.49	3.6mm	やや減弱	なし	あり（表面）

　右頬の表皮内に6.3×5.7×3.1mmの低エコー腫瘤を認める。腫瘤の形状は不整であるが左右対称，境界は明瞭粗雑である。内部エコーは均一である。表面に高輝度エコーがみられ，後方エコーはやや減弱している。また，カラードプラにより，腫瘤内部に豊富な血流シグナルが検出される（動画8）。

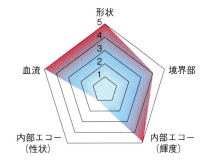

43

第2章 実践編

他の検査所見

病理組織

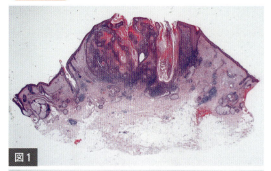
図1

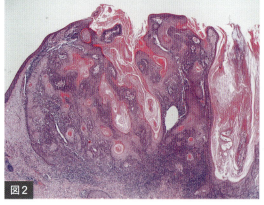
図2

左右対称でcup shapedな内反性の角質嚢腫が，表皮内に埋まっている（図1，×2）。毛包漏斗部基底細胞様細胞が増生し，squamous eddiesが多数みられる（図2，×100）。

⚠ 今後の治療方針と注意点

本疾患は表皮というより毛囊上皮，特に毛包漏斗部上皮が増殖する病態であり，ヒトパピローマウイルスの感染を引き金とすることもある。毛孔腫ともよばれ，特に毛包漏斗部上皮の増殖と考えられている。表皮が肥厚し，squamous eddiesを示す疾患である被刺激性脂漏性角化症（irritated seborrheic keratosis）との異同については統一見解が得られていない。

気にして触るなどといった外的刺激が加わると増大し，病理学的にはsquamous eddiesが多発し目立ってきて，棘融解や炎症細胞浸潤なども加わるため悪性と迷う。

脂漏性角化症は外方へ増殖するが，本疾患は毛包に沿って皮内に陥入するため，冷凍凝固術ではなく切除のほうが確実な治療法となる。

1. 頭・顔

エコーの有効度)))

症例 7 静脈湖

主訴　下口唇の暗紫色結節（84歳，女性）

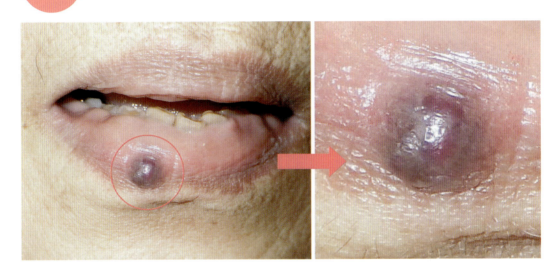

臨床のアプローチ

問診
- 30年前から下口唇に暗紫色斑があった。
- 徐々に増大してきて，少し硬くなったため受診した。

触診＆視診
- 暗紫色，直径6mmのドーム状腫瘤で弾性軟。
- 圧痛はない。

鑑別
- 静脈湖
- Arteriovenous hemangioma
- 静脈奇形

エコーでここが知りたい！
- ✓ 腫瘤の大きさと深さ，周囲組織（特に口輪筋，口唇動静脈との関連）との間隔を確認したい。
- ✓ 腫瘤内や腫瘤周囲の血流状態や血栓の有無を知りたい。

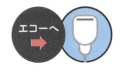

45

第2章　実践編

超音波検査所見

横断画像

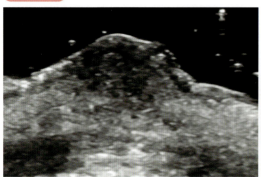
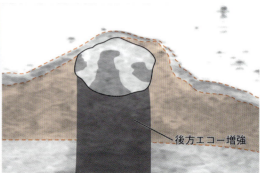

後方エコー増強

縦断画像　　　**横断画像（カラードプラ）**

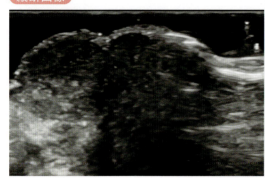
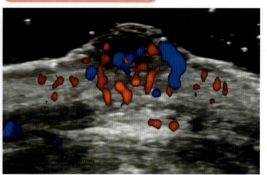

形状	境界部	内部エコー		血流	縦横比	最大深度	後方エコー	外側陰影	石灰化
		輝度	性状						
整	明瞭平滑	低	不均一	豊富（腫瘤内不規則）	0.57	3.5mm	増強	なし	なし

　下口唇に5.8×5.1×3.3mmの低エコー腫瘤を認める。腫瘤の形状は整，境界は明瞭平滑である。内部エコーは不均一である。カラードプラにより腫瘤内部に豊富な動・静脈血流が検出されることから，エコー上は血管腫を疑った。

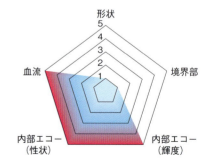

他の検査所見

病理組織

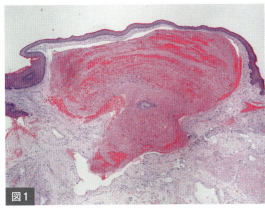
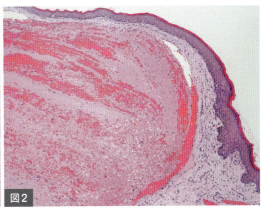

真皮に器質化傾向にある血栓がみられる（図1，×20）。血栓は拡張した静脈内にある。本疾患では血栓が生じているが，通常は血管拡張が主体である（図2，×100）。

❗今後の治療方針と注意点

静脈湖は，高齢者の顔面，特に下口唇に多い青紫色の小腫瘤である。

本症例のように，静脈湖は病理学的に真皮浅層の表皮直下に一つの大きく拡張した血管腔をもち，そこに赤血球が充満している像を呈する。多房性のこともある。壁は一層の扁平な内皮細胞からなり，周囲を薄い結合組織膜に囲まれている。

なお，加齢によって生じる血管腫に，真皮上層，特に真皮乳頭層の血管増生による老人性血管腫がある。体幹に多発し，cherry angiomaともよばれる。特に治療を必要としない。

静脈湖の治療は，外科的切除術を行うことが標準的である。レーザー治療法については現時点では標準的なプロトコールはなく，さまざまなレーザー治療が行われている。口唇に出現する症例が多く，切除後に赤唇のラインがずれないように縫合することが重要である。

第2章 実践編

エコーの有効度

症例 8 脂腺腫

主訴 左鼻翼の黄色結節（82歳，女性）

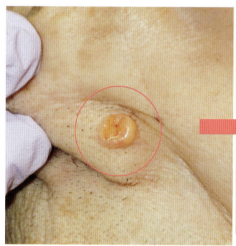
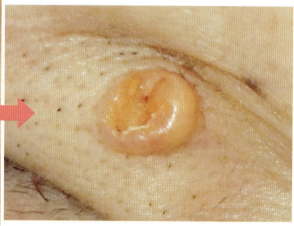

臨床のアプローチ

問診
- 10年前から左鼻翼に小丘疹が出現し増大した。
- 1年前から圧痛を伴うようになった。

触診＆視診
- 境界明瞭なドーム状を呈する黄色結節で，中央が陥凹している。
- 表面は平滑で光沢があり，弾性硬である。

鑑別
- 脂腺腫
- 脂腺癌
- 石灰化上皮腫
- 黄色肉芽腫

エコーでここが知りたい！
- ☑ 切除を前提として，腫瘤の底部と鼻腔粘膜側までの距離を把握したい。
- ☑ 辺縁の性状や血流状態，石灰沈着などを確認したい。

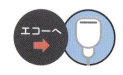

48

1. 頭・顔

超音波検査所見

横断画像

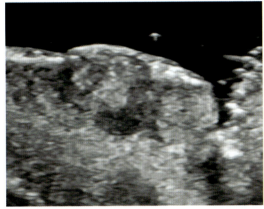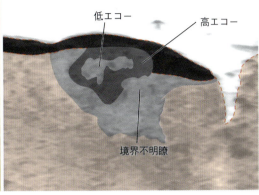

縦断画像

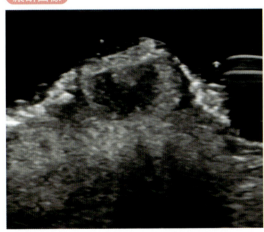

縦断画像（パワードプラ）

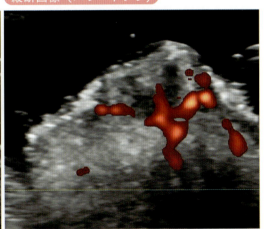

| 形状 | 境界部 | 内部エコー ||血流|縦横比|最大深度|後方エコー|外側陰影|石灰化|
		輝度	性状						
不整	不明瞭	高	不均一	わずか（辺縁）	0.57	4.1mm	不変	なし	なし

　左鼻翼の表皮〜真皮内に，7.0×5.6×4.0mmの高エコー腫瘤性病変を認める。腫瘤の形状は不整であり，境界は不明瞭である。内部エコーは不均一である。パワードプラにて，腫瘤辺縁にわずかに血流シグナルを認める。

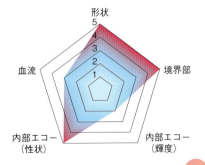

第2章　実践編

> 他の検査所見

> 病理組織

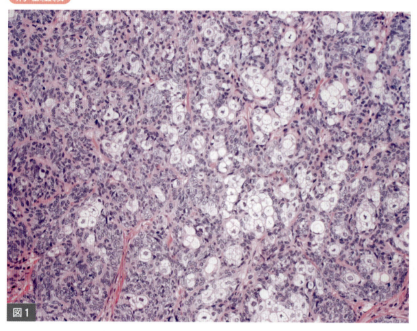

図1

　脂腺分化が著明にみられる基底細胞様の細胞増殖があり（図1，×200），泡沫状で明るく細胞質が抜けて見える（図1右側）。小型の基底細胞様細胞が列を形成している部分もある（図1左端）。

⚠ 今後の治療方針と注意点

　脂腺腫は，顔面や頭皮に好発する。一般に皮膚に生じる腫瘍は褐色〜黒色調，あるいは血管腫などの赤色を呈することが多く，黄色の腫瘍は多くない。黄色の腫瘍を見たときは，まずは脂腺組織が増生した脂腺系腫瘍，あるいは泡沫細胞が増生した黄色腫や黄色肉芽腫を考える。黄色腫は眼瞼に好発し，一般外来でよく遭遇する。一方，脂腺腫の頻度はそれほど高くない。

　脂腺腫で増殖する基底細胞様細胞はやや未熟ではあるが，あくまで良性の範疇である。

　顔面では7mm程度までの腫瘍は縫合しなくても傷が目立たずに治ることが多いので，本症例では腫瘍切除を行い，モノポーラで焼灼止血を行った後，軟膏外用による処置を行った。

1. 頭・顔

エコーの有効度))) 🔵🔵🔵

症例 9 ケラトアカントーマ

主訴 左頬部の角化性腫瘤（84歳，男性）

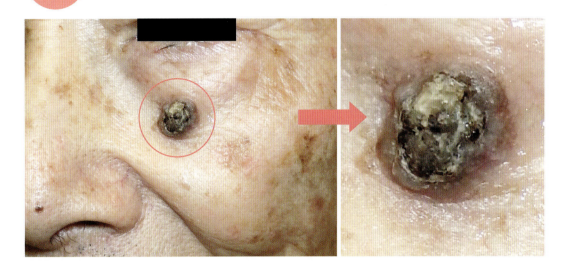

臨床のアプローチ

問診
- 半年前から角化性丘疹が出現し，約1カ月で増大してきた。
- 圧痛や瘙痒など自覚症状は伴わない。

触診＆視診
- 境界明瞭で，辺縁は紅色調，中心に角化物をもつ左右対称なドーム状結節である。

鑑別
- ケラトアカントーマ
- 日光角化症（皮角）
- 有棘細胞癌

エコーでここが知りたい！
- ✓ ドーム状に外方に突出し，中心は角化物が充満している臨床像であるが，実際にそのような形状かどうかを確認したい。
- ✓ 腫瘍底の性状（平坦さや凹凸の状態）と，深部への浸潤傾向を確認したい。

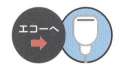

51

第2章　実践編

> 実践編
> 動画9

> 超音波検査所見

> 縦断画像

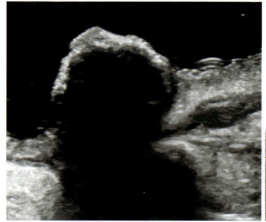

高輝度エコー
音響陰影
真皮

> 縦断画像（カラードプラ）

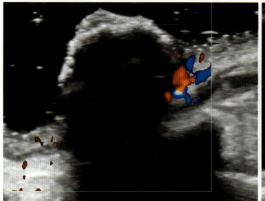

> 横断画像（カラードプラ）

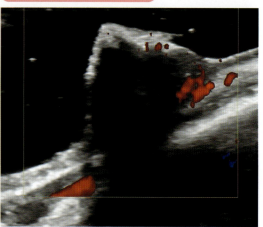

形状	境界部	内部エコー		血流	縦横比	最大深度	後方エコー	外側陰影	石灰化
		輝度	性状						
不整	評価不能	評価不能	評価不能	豊富（辺縁）	0.71	9.0mm	消失	なし	あり（表面）

　左頬部に10.7×8.2×7.6mmの低エコー腫瘤を認める。腫瘤の形状は不整，境界や内部エコーは，表層の石灰化に伴う音響陰影のため評価不能である。腫瘤内部に血流シグナルはみられないが，辺縁に豊富な血流シグナルを認める（動画9）。

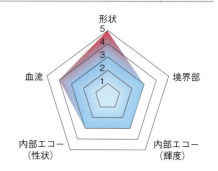

他の検査所見

病理組織

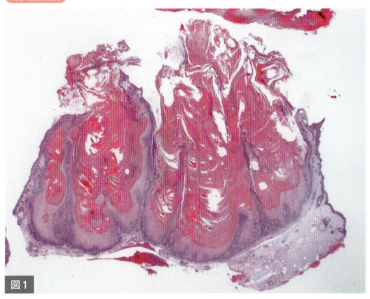

図1

腫瘍は左右対称，cup shapedで外方に突出，腫瘍の両端では表皮が口唇状に持ち上がるoverhanging lipの像がみられる。腫瘍細胞は，好酸性で大型のすりガラス様の細胞質をもつ細胞が目立つ（図1，×2）。腫瘍辺縁にはリンパ球，好中球，好酸球からなる細胞浸潤を認める。

⚠ 今後の治療方針と注意点

ケラトアカントーマは，高齢者の露光部に生じることの多い腫瘍で，発症後急速に増大してドーム状あるいは半球状を呈し，中央に角栓を入れるクレーター状の結節を形成し，自然消退することが多い。

病変を構成する腫瘍細胞はすりガラス状の胞体をもつが，強拡大でみると，個々の細胞の核異型が目立ち，有棘細胞癌と迷うことがある。弱拡大で見たときの左右対称性や，腫瘍下床の浸潤傾向が乏しいこと，cup shapedな全体構造があることも診断の手がかりになる。そういった全体の構造を確認するためにも，あらかじめエコーで全体像を確認し，下床の浸潤傾向などをチェックしておくと心強い。

部分生検後に急速な病変の増大があることや，病理組織学的にケラトアカントーマと診断されてもある一定期間，病変の増大があること，そして，病変が自然消退しても瘢痕を残すことが多い腫瘍であるため，早期にできるだけ全摘出することが推奨されている。

第 2 章 実践編

バリエーション

角層の高エコーのため病変内部の描出が困難な症例

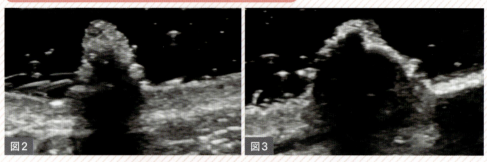

図2　図3

病変内部の描出が良好な症例

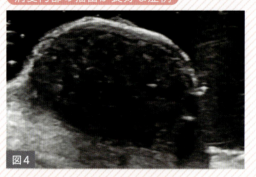

図4

ケラトアカントーマにみられる腫瘍内血流シグナル

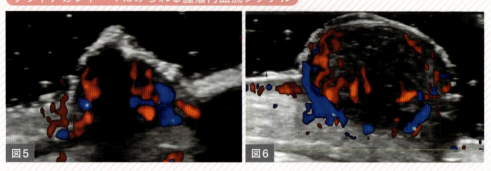

図5　図6

　本症は，表面に角化を反映する高エコーを伴う[1]ために腫瘍内部を描出することが困難な症例が少なくないが（図2,3），境界明瞭な腫瘍性病変として描出される症例もある（図4）。また，カラードプラでは，腫瘍辺縁と腫瘍内部に線状に侵入する栄養血管を反映し，多数の血流を確認できる。この熊手様に描出される血流パターンが特徴的である[2]（図5,6）。

1. 頭・顔

エコーの有効度 🔊🔊🔊

症例 10 偽リンパ腫

主訴 顔面の多発性紅色結節（85歳，女性）

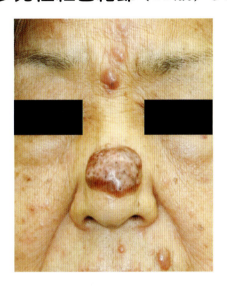

臨床のアプローチ

問診
- 以前から顔面に多発性の紅色小結節があった。
- 1年前から鼻背に紅色結節が出現し，急速に増大してきた。

触診＆視診
- 鼻背に直径20 mmの境界明瞭なドーム状紅色結節を認める。
- 表面平滑で弾性硬である。
- 前額，頬部，口囲にも大豆大までの淡紅色結節が多発している。

鑑別
- 偽リンパ腫
- 悪性リンパ腫
- サルコイドーシス

エコーでここが知りたい！

- ✓ 結節の大きさ，深さや形状，石灰化の有無など，結節の性状を知りたい。
- ✓ 結節内部の血流の有無を知りたい。
- ✓ 結節と周囲組織との関連，深さを知りたい。

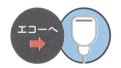

55

第 2 章　実践編

> 超音波検査所見

横断画像

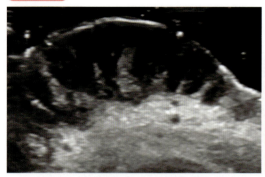
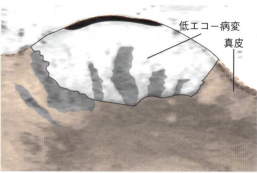

縦断画像

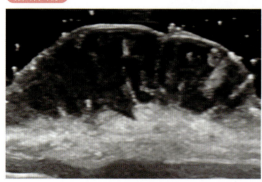

縦断画像（カラードプラ）

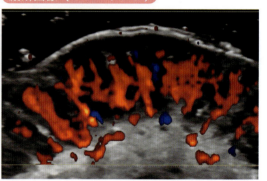

形状	境界部	内部エコー 輝度	内部エコー 性状	血流	縦横比	最大深度	後方エコー	外側陰影	石灰化
不整	明瞭粗雑	低	不均一	豊富（腫瘤内不規則）	0.20	3.5mm	不変	なし	なし

　鼻背中央の腫瘤のエコー所見で，真皮内に16.5×13.6×3.3mmの低エコー腫瘤を認める。腫瘤の形状は不整，境界は明瞭粗雑である。内部エコーは不均一で，病変内に豊富な血流シグナルを認める。低エコー病変はスピキュラ状を呈していることから，周囲組織への浸潤が示唆されるが，真皮内に限局していると考える。

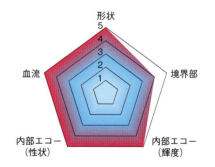

他の検査所見

病理組織

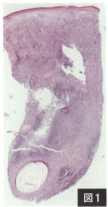
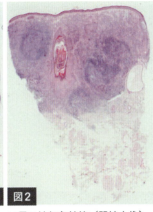
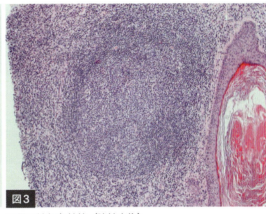

図1 鼻部の紅色結節
図2 口囲の淡紅色結節（弱拡大像）
図3 口囲の淡紅色結節（強拡大像）

真皮内にリンパ球，組織球，形質細胞，好酸球を主体とした多彩な炎症細胞浸潤があり，一部にリンパ濾胞様構造を形成している（図1～3）。免疫染色では，濾胞部分はCD20（＋），CD79a（＋）を示すB細胞主体，濾胞周囲はCD3（＋）でT細胞主体，胚中心はCD10（＋），Bcl-6（＋），Bcl-2（－）で通常のリンパ濾胞の構造を呈する。

⚠ 今後の治療方針と注意点

偽リンパ腫は直径1～2cmのドーム状紅色結節で，顔面に好発する。虫刺症や外傷などをきっかけに生じることもあるが，多くは特発性である。単発であることが多く，治療はステロイドの外用や局注を行う。自然消退することもある。改善に乏しい場合は電子線照射や切除も考慮する[1]。本症例は多発例であり，ステロイドの内服が有効であった。

病理組織学的には真皮内の多彩な炎症細胞浸潤とリンパ濾胞様構造を呈する[1]。エコーでは細胞浸潤が緻密な部位に一致して，内部エコーを認めない低エコー領域が集合してみられる[2]。免疫組織学的にはT細胞，B細胞や免疫グロブリン遺伝子のポリクローナルな発現パターン，Bcl-2陰性を呈する[1]ことから，悪性リンパ腫（特に皮膚B細胞リンパ腫）と鑑別する。またサルコイドーシスのエコー所見は，さざ波状の内部エコーを呈するため，本症との鑑別にはエコーが有用である[2]。

第2章　実践編

バリエーション

偽リンパ腫の他症例

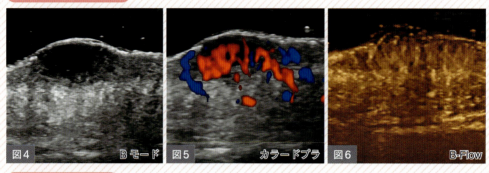

図4　Bモード　　図5　カラードプラ　　図6　B-Flow

ステロイド治療前

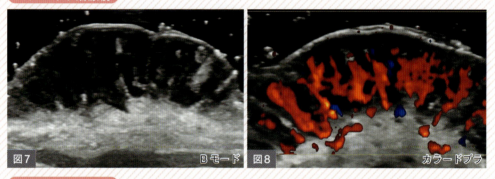

図7　Bモード　　図8　カラードプラ

ステロイド治療後

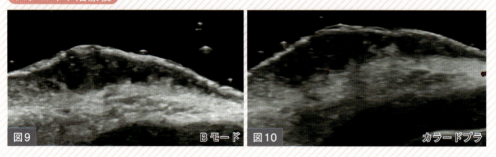

図9　Bモード　　図10　カラードプラ

　偽リンパ腫では，真皮の限局性肥厚と低エコー輝度を示し（図4），血流は中等度の増加を示す[3]（図5, 6）が，血流シグナルを認めない症例にもしばしば遭遇する。本症例は，初診時には図7, 8（56ページと同写真）のように典型的なエコー所見を示したが，治療3カ月後のエコー画像（図9, 10）では低エコー病変は著明に縮小し，豊富に検出された腫瘤内部の血流シグナルはほぼ消失している。偽リンパ腫は，比較的予後が良好であり，大部分が自然消退することからも，経過観察する過程で病変の大きさや血流量が変化すると考えられた。

1. 頭・顔

エコーの有効度

症例 11 尋常性疣贅

主訴 左頬部の小結節（73歳，女性）

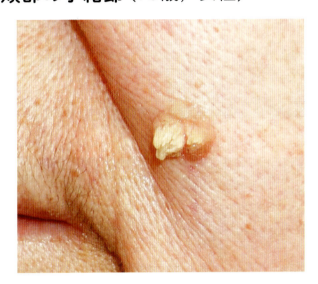

臨床のアプローチ

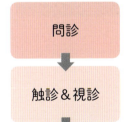

問診
- 半年前から左頬部の角化した小結節に気づく。
- 徐々に増大してきた。
- 自覚症状はない。

触診＆視診
- 色調は白色で，表面が乳頭状に角化したドーム状，弾性硬の小結節。
- 境界明瞭で，下床との可動性は良好である。
- 圧痛はない。

鑑別
- 尋常性疣贅
- 脂漏性角化症

エコーでここが知りたい！
- ✓ 結節全体の形状，大きさ，深さを知りたい。
- ✓ 結節の深さや周囲組織の関連を知りたい。
- ✓ 結節内部の血流の有無を知りたい。

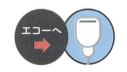

59

第 2 章　実践編

超音波検査所見

横断画像

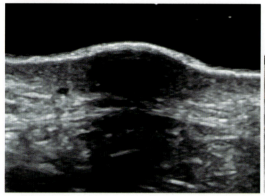

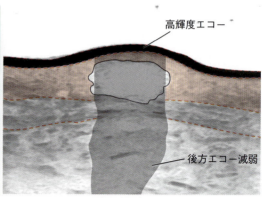

高輝度エコー

後方エコー減弱

縦断画像

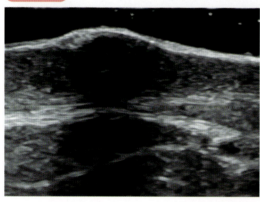

横断画像（カラードプラ）

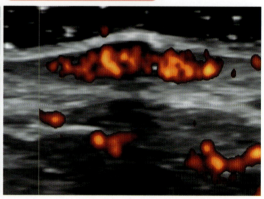

形状	境界部	内部エコー		血流	縦横比	最大深度	後方エコー	外側陰影	石灰化
		輝度	性状						
概ね整	概ね明瞭粗雑	低	評価不能	豊富（腫瘤内不規則）	0.56	評価不能	減弱	なし	あり（表面）

　左頬部の表皮内に隆起性の 6.6×5.8×3.7mm の低エコー腫瘤を認める。腫瘤の形状は概ね整，境界は概ね明瞭粗雑である。内部エコーは表面の石灰化に伴う音響陰影のため，内部性状の評価や深部方向の計測は困難である。表層の高輝度エコーの影響で後方エコーは減弱している。またカラードプラにより，腫瘤内部に豊富な血流シグナルを認める。

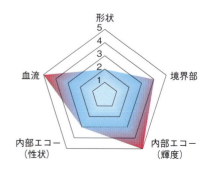

1. 頭・顔

他の検査所見

ダーモスコピー

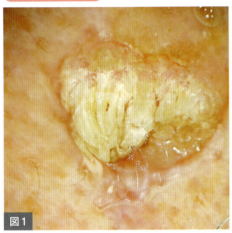

図1

過角化を伴う隆起性乳頭状構造を認める（図1）。

病理組織

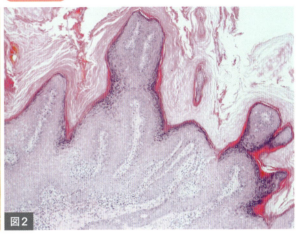

図2

過角化，錯角化を伴い，表皮は乳頭状に増生する。顆粒層に粗大なケラトヒアリン顆粒の増加がみられる（図2）。

⚠ 今後の治療方針と注意点

　尋常性疣贅は，ヒトパピローマウイルス感染により小丘疹として発症し徐々に増大する。手足に多いが，顔面にも生じる。日常診療でよく遭遇する疾患であり，通常は視診で診断は容易である。

　治療は液体窒素凍結療法を行うことが多いが，効果不十分例では炭酸ガスレーザーによる焼灼療法や外科的切除が必要となることもある。また，ヨクイニン内服や活性型ビタミンD_3外用薬を試してもよい。診断に迷う症例では，皮膚生検を行うことが望ましい。

　一方，脂漏性角化症は中年以降の顔面，頭皮や体幹に好発する。老人性疣贅ともいわれ，皮膚の老化現象の一つである。老人性色素斑から隆起してくることが多く，表面が角化した乳頭状または顆粒状の褐色結節を呈する。診断にはダーモスコピーが有用であり，multiple milia-like cysts, comedo-like opening などの特徴的な所見を認める。

　尋常性疣贅では診断においてエコーよりもむしろダーモスコピー所見が有用なことが多い。

第2章　実践編

エコーの有効度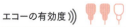

症例 12　血管肉腫

主訴　左頭頂部の結節（75歳，男性）

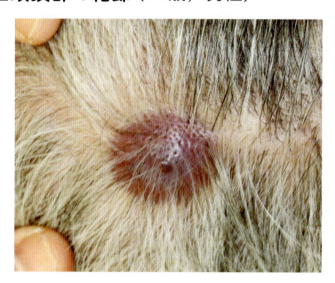

臨床のアプローチ

問診
- 自覚症状はまったくなく，2カ月前に行った美容院で結節を指摘された。
- 約1年前にゴルフボールが当たった記憶がある。
- この結節から少し離れた皮膚にも小さな紫紅色斑がある。

触診＆視診
- 頭頂にみられる直径30 mmの紫紅色の結節で，表面は平滑で中央に隆起した小丘疹を認め，易出血性である。
- 周辺に数個の肉芽様の小結節がある。

鑑別
- 血管肉腫
- 有棘細胞癌
- 皮下血腫
- 悪性黒色腫
- 悪性リンパ腫

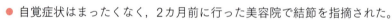

エコーでここが知りたい！
- ✓ 腫瘤の大きさや血流の有無など，性状を把握したい。
- ✓ 周囲組織への浸潤の程度を知りたい。
- ✓ 皮膚面からの深さを測定したい。

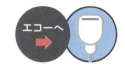

1. 頭・顔

超音波検査所見

縦断画像

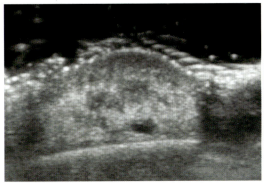
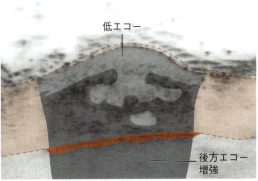

低エコー
後方エコー増強

横断画像

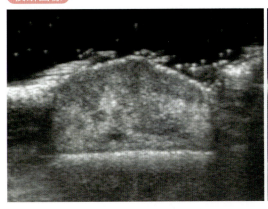

横断画像（カラードプラ）

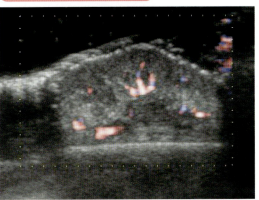

形状	境界部	内部エコー		血流	縦横比	最大深度	後方エコー	外側陰影	石灰化
		輝度	性状						
不整	不明瞭	混合性（高・低）	不均一	豊富（腫瘤内不規則）	0.52	11.9mm	増強	あり	なし

頭頂部に21.6×11.3×21.4mmの低エコーと高エコーの混合性腫瘤を認める。腫瘤の形状は不整，境界は不明瞭である。内部エコーは非常に不均一であり，カラードプラによって豊富な動脈血流シグナルが検出される。エコー上は，皮下脂肪層に浸潤していることが示唆され，皮膚面からの最大深度は11.9mmである。頭蓋骨はintactと思われる。

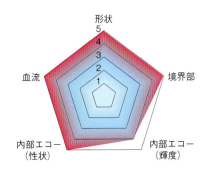

63

第2章　実践編

他の検査所見

MRI

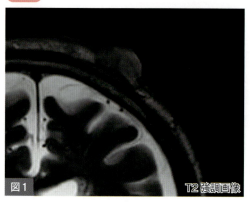

図1　T2強調画像

頭皮脂肪組織に浸潤する不整な結節を認める。結節の周囲の皮膚に低信号な肥厚がみられる。頭蓋骨への浸潤はない（図1）。

病理組織

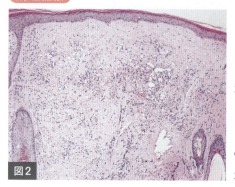

図2

表皮は平坦化し，真皮浅層から深層にかけてスリット状の小型毛細血管の増生と出血がみられる（図2；結節の辺縁からの生検像，×100）。免疫染色では小型の血管を形成する細胞はCD31，CD34が陽性であった。

⚠ 今後の治療方針と注意点

　高齢者の頭部に発症する血管肉腫は初期に紫色の局面で発症する。毛髪が黒色系である日本人では気づかれにくく，結節を呈するまで増大してから見つかることが多い。

　血管肉腫の特徴は，①高齢者の頭皮に好発し，②局所多発性で，③拡大が早く，④再発しやすく，⑤さらに遠隔転移，特に肺転移をおこしやすく，⑥予後は極めて悪いことである。

　腫瘍が単発かつ最大径が5 cm以下である場合は外科的治療も選択されるが，近年はタキサン系抗癌剤と放射線治療を併用した集学的な治療により，生存期間の延長がみられるようになってきた。高齢者に発症することが多く，治療方針は基礎疾患や生活スタイル，performance status を考慮したうえで決定していく必要がある。

1. 頭・顔

エコーの有効度)))

症例 13　ケロイド

主訴　右耳介後面の腫瘤（72歳，女性）

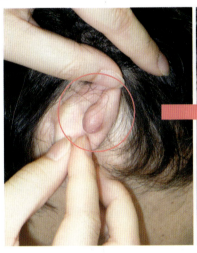
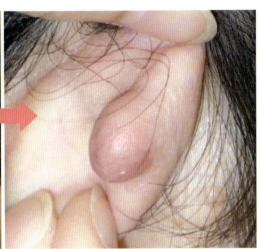

臨床のアプローチ

問診
- 数年前から右耳介後面の痤瘡様結節を自覚していた。
- 気になって頻繁に触っていたところ次第に増大してきた。

触診＆視診
- 右耳介，耳輪部後面に淡紅色で弾性硬の腫瘤を認める。
- 触診上，軟骨との境界は不明瞭である。
- 軽度の圧痛がある。

鑑別
- ケロイド
- 肥厚性瘢痕
- 線維腫
- 表皮嚢腫

エコーでここが知りたい！
- ✓ 切除を前提として，下床との関連を知りたい。
- ✓ 腫瘤内，周囲の血流の有無を知りたい。
- ✓ 嚢腫なのか充実性なのか，構造の質的評価を行いたい。

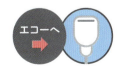

第2章　実践編

超音波検査所見

縦断画像

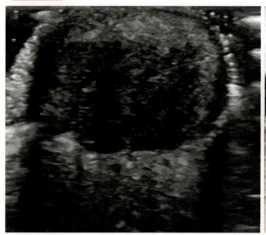
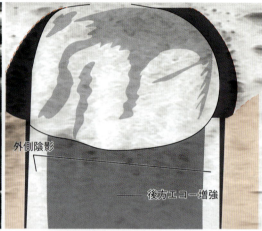

横断画像　　　**縦断画像（カラードプラ）**

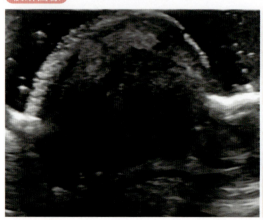
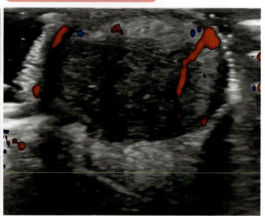

形状	境界部	内部エコー		血流	縦横比	最大深度	後方エコー	外側陰影	石灰化
		輝度	性状						
整	明瞭平滑	高	不均一	わずか（線状）	0.67	12.7 mm	増強	あり	なし

　右耳介部に12.8×12.2×8.6 mmの高エコー腫瘤を認める。腫瘤の形状は整，境界は明瞭平滑である。内部エコーは不均一である。後方エコーは増強し，外側陰影を認める。また，カラードプラにて腫瘤内部にわずかに血流シグナルを認める。

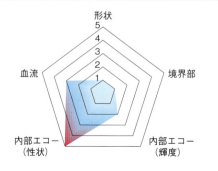

1. 頭・顔

他の検査所見

病理組織

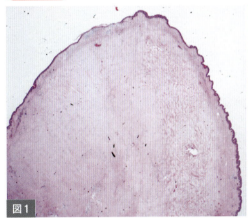 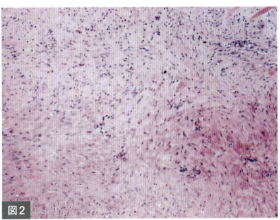

図1　　図2

　病理組織学的には，真皮内に膠原線維増生からなる結節性病変を認める（図1）。病変内には不規則に錯綜するkeloidal collagenが多くみられる（図2）。

⚠ 今後の治療方針と注意点

　ケロイドは，外傷，手術に続発して発生する結合組織の増生による，境界明瞭な紅色〜褐色の扁平隆起あるいは半球状隆起である。単純切除により，さらに大きなケロイドとして再発することが多い。外傷などの誘因なく特発性に生じることも多い。

　下床に軟骨，骨のある部位，耳介，顔面，前胸，肩，背部，上腕などは特に生じやすい。

　元の創の範囲を超えて増殖する点が，肥厚性瘢痕と異なる。横から強くつまむと痛いことが多く（側圧痛），ときに痒みを伴う。

　治療はステロイド外用薬のODT（occlusive dressing technique；密封療法），圧迫包帯，ステロイド局注，トラニラスト内服，切除（＋形成術あるいは＋放射線），放射線照射などである。

　ケロイドは病歴で診断がつくことが多いが，緊満して硬く触れる場合の表皮囊腫や線維腫，間葉系腫瘍とは，触診だけでは鑑別が難しい場合もあり，エコーによる画像評価が有用である。

第2章　実践編

エコーの有効度)))

症例 14　急性化膿性リンパ節炎

主訴　左右頸部の疼痛，発熱（7歳，女児）

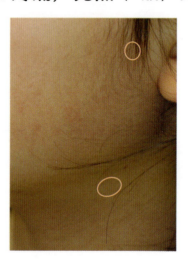

臨床のアプローチ

問診
- 約2週間前より両側頸部にリンパ節腫大，頸部痛があり，発熱を伴った。
- 近医でバンコマイシンとクリンダマイシン投与を受け，解熱し痛みは消退したが，頸部のリンパ節腫大は残っている。

触診＆視診
- 両頸部，特に左頸部優位にリンパ節を複数触知する。
- 直径10〜20mmで弾性硬，圧痛あり。
- 耳下腺も両側軽度腫脹，耳前リンパ節，後頭リンパ節も両側性に1cm以上の弾性硬の腫大リンパ節を複数触知する。

鑑別
- 急性化膿性リンパ節炎
- 猫ひっかき病
- 伝染性単核球症
- 悪性リンパ腫
- 流行性耳下腺炎

血液検査　白血球17,880/μL，CRP1.71mg/dL，EBウイルス抗VCA IgM抗体陰性

> **エコーでここが知りたい！**
> - ☑ 腫大しているリンパ節の性状（内部の腫瘍の有無など）を知りたい。
> - ☑ リンパ節の炎症，周囲組織への波及を確認したい。

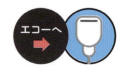

68

2. 頸部

超音波検査所見

▶実践編
動画10

縦断画像

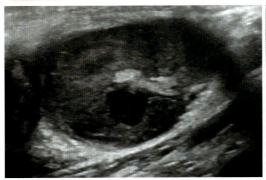

囊胞変性を認める
後方エコー増強

横断画像

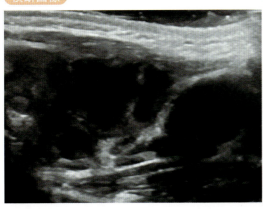

縦断画像（カラードプラ）

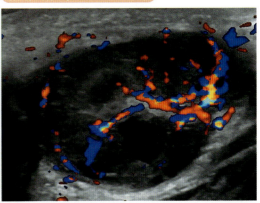

| 形状 | 境界部 | 内部エコー ||血流|縦横比|最大深度|後方エコー|外側陰影|石灰化|
		輝度	性状							
整	明瞭平滑	混合性（低・高・無）	不均一	豊富（腫瘤内不規則）	0.83	20.0mm	増強	あり	なし

　頸部（深頸，副神経，後頸リンパ節）および耳前リンパ節腫大を多数認める**（動画10）**。最大径は右側で20.3×11.2mm，左側で20.4×16.9mmであった。リンパ節は類円形を呈するものが多く，リンパ門の不明瞭化がみられる。右耳前，左深頸リンパ節内には無エコー域を認め，カラードプラで豊富な血流シグナルがみられた。また，周囲のエコー輝度は上昇しており，周辺組織への炎症の波及が示唆された。

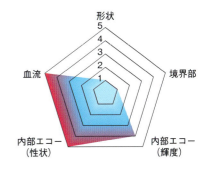

69

第2章　実践編

他の検査所見

病理組織

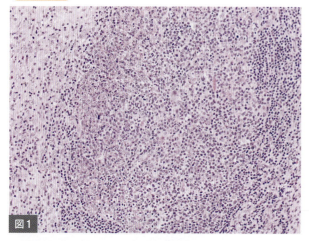

内部に膿瘍を含む類上皮細胞肉芽腫性リンパ節炎で化膿性炎症を伴う（図1；リンパ節生検）。

CT

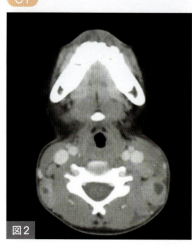

両側上中内深頸，副神経領域，両耳下腺内，左後頭部でリンパ節腫大を認める（図2）。

⚠ 今後の治療方針と注意点

急性化膿性リンパ節炎は，扁桃炎や咽頭炎などが原因となっておこる細菌性のリンパ節炎で，リンパ節腫脹と発熱をおこす。小児に好発するが，免疫抑制状態の成人にも生じる。

通常は1〜2週間の抗菌薬投与で治癒するが，遷延する場合には菌の同定と感受性検査が必要であり，悪性リンパ腫の可能性も考え，病理組織検査などの精査が必要である。

鑑別疾患

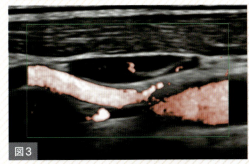

正常のリンパ節

図3

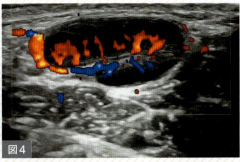

反応性リンパ節腫大（カラードプラ）

図4

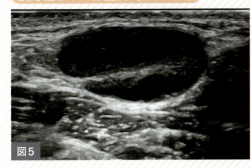

反応性リンパ節腫大（Bモード）

図5

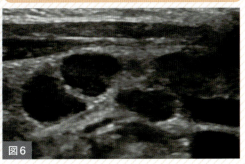

化膿性リンパ節炎（深頸部リンパ節腫大）

図6

　正常のリンパ節は，扁平形で内部に高エコー領域を伴う低エコー腫瘤として描出される。最近のエコー診断装置は血流の検出感度が非常に優れているため，正常のリンパ節でもリンパ門から流入する血流シグナルが検出される（図3，動画11）。反応性のリンパ節腫大では，形状は扁平形のままで，検出される血流シグナルが増加する（図4，動画12）が，リンパ節内に限局性低エコー域はなくリンパ門を認める（図5）。

　化膿性リンパ節炎では，内部エコーが不均一な囊胞成分を有する混合性腫瘤として描出される[1]。また，乳幼児に罹患する川崎病の頸部リンパ節腫大や伝染性単核球症との鑑別が重要となる。本症例では，単一のリンパ節が腫大し周囲に小さなリンパ節がみられるが（図6），川崎病では数個の腫大したリンパ節の塊により一見葡萄の房状にみえることが特徴であると報告[2]されている。一方，伝染性単核球症では，川崎病のように数個のリンパ節が集簇している像がみられるが，個々のリンパ節の境界が不鮮明である点が異なる[1]。

 実践編 動画11　 実践編 動画12

第2章　実践編

エコーの有効度)))

症例 15　急性化膿性甲状腺炎

主訴　左頸部痛と発熱（12歳，男児）

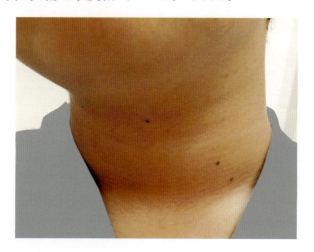

臨床のアプローチ

問診（現病歴）	● 10日前より左頸部痛があった。 ● 5日前より39℃以上の発熱があり，左頸部痛も悪化したため，近医で溶連菌感染を疑われた。 ● 3日間ペニシリンと鎮痛解熱剤の投与を受け解熱したが，頸部の腫脹は軽快せず，受診した。
触診＆視診	● 甲状腺左葉に圧痛があり，硬結を触れる。 ● 右葉には圧痛なし。
鑑別	● 急性化膿性甲状腺炎　● リンパ腫 ● 悪急性甲状腺炎　● 化膿性リンパ節炎
血液検査	白血球増多，好中球増多あり。CRPは21.1 mg/dLと著明に上昇。FT3 7.12 pg/mL，FT4 3.68 ng/dLと増加し，TSHは0.02 μIU/mL未満で低下している。

エコーでここが知りたい！

☑ 甲状腺部の腫脹の範囲と境界を知りたい。
☑ 下咽頭梨状窩瘻の有無と瘻管の径を知りたい。

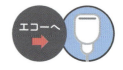

2. 頸部

超音波検査所見

▶ 実践編 動画13

横断画像（甲状腺全体）

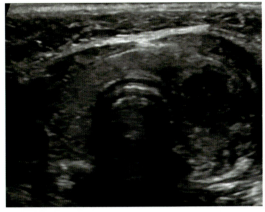
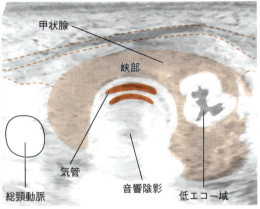

甲状腺／峡部／気管／総頸動脈／音響陰影／低エコー域

縦断画像（左葉） ／ **横断画像（カラードプラ）**

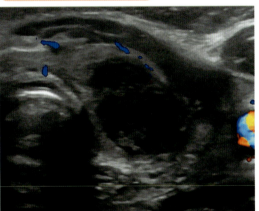

形状	境界部	内部エコー		血流	縦横比	最大深度	後方エコー	外側陰影	石灰化
		輝度	性状						
不整	不明瞭	低	不均一	わずか（線状）	0.52	25.0 mm	不変	なし	なし

甲状腺左葉内に, 20.9×16.3×10.7 mmの低エコー腫瘤がみられる。腫瘤の形状は不整, 境界は不明瞭である。周辺組織と連続するように低エコー領域は広がって観察されるため, 炎症または膿瘍が周囲に波及している可能性が考えられる（動画13）。また, 周囲にfluidを認め, 腫瘤内および周囲にわずかに血流シグナルが検出される。

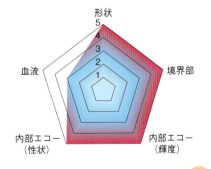

73

第 2 章　実践編

他の検査所見

病理組織

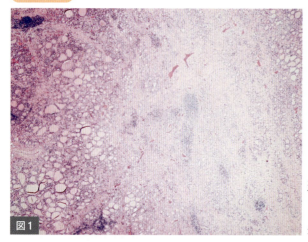

図1

甲状腺および周囲脂肪組織にリンパ球，形質細胞，好中球からなる細胞浸潤があり，甲状腺濾胞の狭小化，崩壊，線維増生も伴う（図1）。

CT

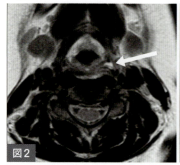

図2

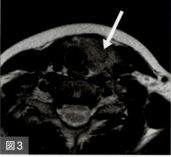

図3

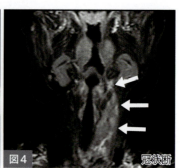

図4　冠状断

甲状腺左葉に辺縁濃染する囊腫病変を認める（図2～4）。

⚠ 今後の治療方針と注意点

　急性化膿性甲状腺炎は発熱，前頸部の疼痛，腫脹および紅斑を生じる甲状腺の細菌感染症で，黄色ブドウ球菌，溶血性連鎖球菌，肺炎球菌などが原因となる。小児に好発し，遺残した下咽頭梨状窩瘻を介しての感染が多い。血液検査で白血球，好中球増加，CRPの上昇，軽度の甲状腺中毒症を呈する。エコーで甲状腺内～外の境界不明瞭な低エコー領域がみられ，エコー下の穿刺で膿を検出することもある。

　治療は抗菌薬投与で，下咽頭梨状窩瘻がある場合は，手術で摘出する。

バリエーション・鑑別疾患

化膿性甲状腺炎の他症例

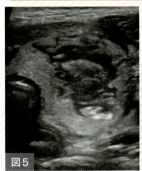
図5

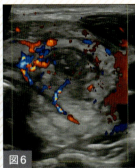
図6

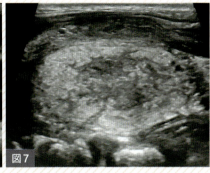
図7

甲状腺乳頭癌

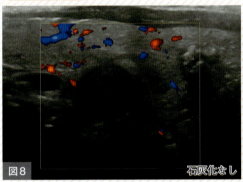
図8　石灰化なし

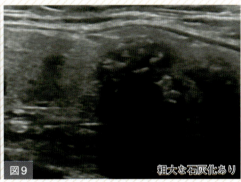
図9　粗大な石灰化あり

　化膿性甲状腺炎では甲状腺内に境界不明瞭な低エコー領域を認め，膿瘍を形成すると嚢胞形成などの所見も観察される[1]（図5～7）。本疾患は若年者に多く，91.3％が20歳以下[2]で左側発生が93.2％[3]であると報告されている。感染経路としては，下咽頭梨状窩瘻の瘻孔を通じて，咽頭からの細菌感染が甲状腺周囲に広がり，甲状腺に炎症が波及する[4]。

　甲状腺にみられる悪性腫瘍のなかでもっとも頻度が多いものは乳頭癌であり，90％以上を占める。エコー所見としては，形状不整で境界は明瞭，充実性で低エコーを示し，多発する微細高エコーが特徴的な所見である[1]。しかし，嚢胞変性がみられる例や，石灰化のない例（図8），または粗大な石灰化を有する（図9）例があるため注意が必要である。

第2章　実践編

エコーの有効度 🔊

症例 16　表皮嚢腫

主訴　背部の腫瘤（76歳，男性）

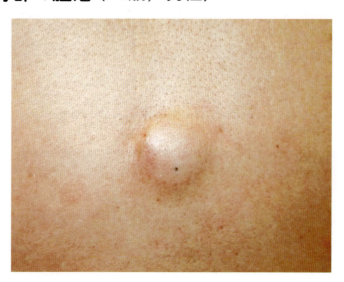

臨床のアプローチ

問診
- 10年前より背部中央の腫瘤に気づいた。
- その後中央より膿が出てきたため穿刺排膿を受けている。
- 半年前より増大傾向がある。

触診＆視診
- 常色，直径25mm，高さ5mmのドーム状に隆起する単発腫瘤である。
- 中央やや下方に点状痂皮がある。
- 弾性軟で境界明瞭，圧痛はない。

鑑別
- 表皮嚢腫
- 外毛根鞘嚢腫
- 脂肪腫

エコーでここが知りたい！
- ✓ 腫瘤の内部構造，充実性か嚢腫状かを知りたい。
- ✓ 腫瘤の深さを知りたい。
- ✓ 周囲の炎症，周囲との境界を確かめたい。

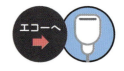

3. 体幹

超音波検査所見

横断画像

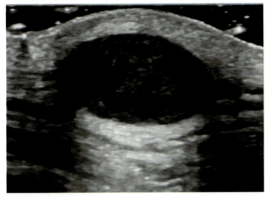
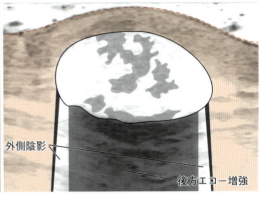

縦断画像

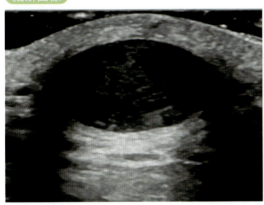

縦断画像（拡大）

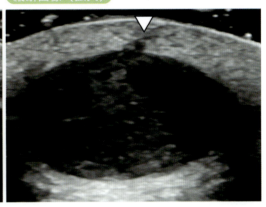

形状	境界部	内部エコー		血流	縦横比	最大深度	後方エコー	外側陰影	石灰化
		輝度	性状						
整	明瞭平滑	低	不均一	なし	0.50	15.6mm	増強	あり	なし

真皮層から皮下脂肪層を圧排するように23.8×20.3×11.9mmの低エコー腫瘤がみられる。形状は整で境界は明瞭平滑である。内部エコーは不均一で，腫瘤内部に明らかな血流シグナルは認めない。後方エコーは増強し，外側陰影がみられる。視野深度を浅くし拡大して観察することで，皮膚に連続する低エコー（矢頭）を認め，表皮嚢腫と判断できる。

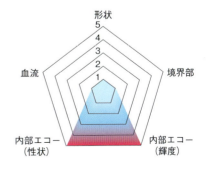

77

第2章　実践編

他の検査所見

病理組織

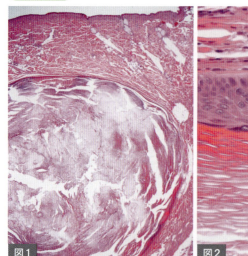
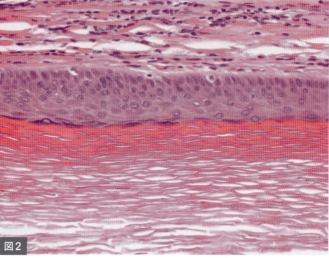

図1　
図2

　真皮～皮下脂肪組織に重層扁平上皮からなる壁をもつ囊腫性病変があり，内部には層状の角化物がみられる（図1, 2）。

⚠ 今後の治療方針と注意点

　真皮内に囊腫を生じる疾患で，囊腫壁は重層扁平上皮からなり，内容物は角質で悪臭のある粥状物が排出される。表皮囊腫あるいは粉瘤ともよばれ，細菌感染や異物反応により炎症性表皮囊腫を生じることもある。

　本症の多くは毛包の上部に位置する漏斗部の囊腫である。足底の表皮囊腫のなかにはその囊腫壁に空胞変性や好酸性封入体を伴うことがある。これはウイルス性足底表皮囊腫で，ヒトパピローマウイルス60型あるいは57型が感染して過角化をきたした足底表皮が，圧迫により皮下に埋没して，囊腫を形成するといわれる。したがって圧のかかりやすい，第Ⅰ趾球，第Ⅰ趾腹，踵，足縁に多く，しばしば圧痛を伴う。まれに悪性化する。

　表皮囊腫の治療は壁を含めての切除であるが，中央に孔を開けてくりぬく方法もある。

3. 体幹

バリエーション

開口部のある表皮嚢腫

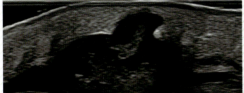

図3

開口部のない表皮嚢腫

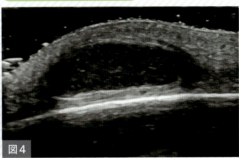

図4

炎症性表皮嚢腫

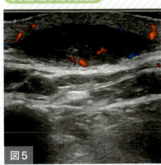

図5　図6

異物肉芽腫を伴った症例

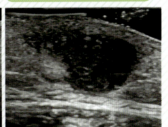

図7

　表皮嚢腫の典型的なエコー所見として，皮膚表面と連続する開口部（図3）があげられるが，開口部が存在しない症例も多い（図4）。

　表皮嚢腫に感染が併発したものを炎症性表皮嚢腫という。非炎症性表皮嚢腫と比較して炎症性表皮嚢腫では，嚢腫周囲に豊富な血流シグナルを認める（図5，6）。嚢腫壁が破裂し，感染をおこしたり二次的に異物肉芽腫を形成したりした場合は，形状不整で境界が不明瞭に観察される（図7）。

　別症例であるが，表皮嚢腫のカラードプラを示す（動画14）。Twinkle artifactはカラードプラが臨床の場に用いられるようになった1990年代後半に広く認識されるようになったアーチファクトで，腎結石の検出に有用であるが，表在エコーにおいても，表皮嚢腫に特異的な所見である[1]。

実践編
動画14

第2章 実践編

エコーの有効度)))

症例 17　毛巣洞

主訴　臀裂部の腫瘤（26歳，男性）

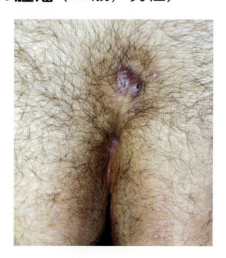

臨床のアプローチ

問診
- 6カ月前より，臀裂部に10回以上皮下膿瘍を反復しており，そのたびに排膿を繰り返し，次第に硬く触れるようになった。
- 2週間前にも排膿があり，疼痛を伴うため近医を受診したところ，30×18mmの硬結を触れたという。
- 抗菌薬の投与を受け，受診した。

触診＆視診
- 臀裂部上端中央に15×9mm，高さ2mmの淡紅色調，弾性軟の結節がある。
- 臀裂に沿って軽度の硬結を触れる。
- 初診時には排膿，圧痛なし。

鑑別
- 毛巣洞
- 感染性表皮囊腫
- 皮下膿瘍

エコーでここが知りたい！

- ✓ 結節部の大きさ，深さを知りたい。
- ✓ 毛髪の有無を確かめたい。
- ✓ 瘻孔，囊腫壁の有無，周囲との癒着の有無を知りたい。

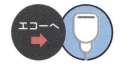

3. 体幹

> 超音波検査所見

縦断画像

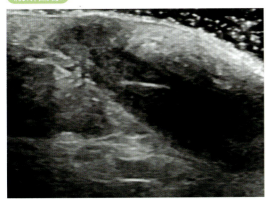
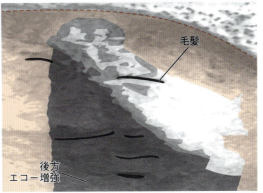

横断画像（カラードプラ）

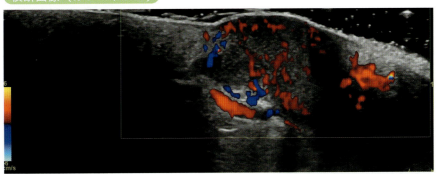

形状	境界部	内部エコー 輝度	内部エコー 性状	血流	縦横比	最大深度	後方エコー	外側陰影	石灰化	下床評価
概ね不整	不明瞭	低	不均一	豊富（腫瘤内不規則）	0.30	18.8mm	増強	なし	なし	不良

　真皮〜皮下組織内に43.1×14.0×12.9mmの低エコー腫瘤を認める。形状は概ね不整，境界は不明瞭である。内部エコーは不均一であり，病変内部には線状高エコーがみられる。また，腫瘤内に豊富な血流シグナルを認める。後方エコーは増強している。腫瘤の可動性は不良である。成因の一つに毛髪の刺激による持続的な炎症の結果，瘻孔や囊腫が形成されることがあげられており，病変内の線状高エコーは毛巣洞の診断のうえで有用な所見である[1]。

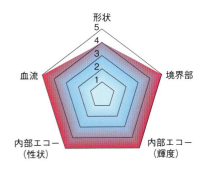

第2章　実践編

他の検査所見

病理組織

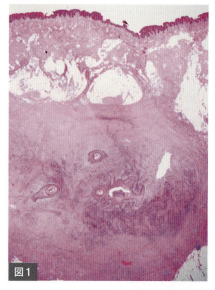
図1

表皮から脂肪組織に重層扁平上皮からなる管状，嚢腫状病変が複数あり，内部には角化物，毛髪を認める。周囲には好中球と形質細胞の浸潤が高度にみられる（図1）。

MRI

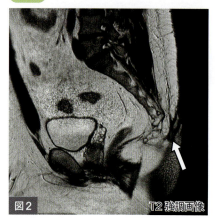
図2　T2強調画像

臀部正中皮下に45×16mmのT1強調画像で低信号，T2強調画像で高信号の結節がみられ，部位から毛巣洞が考えられる（図2矢印）。

⚠ 今後の治療方針と注意点

　毛包の閉鎖と毛髪の表皮内への刺入により肉芽腫，瘻孔，嚢腫を形成する。長時間の座位により尾・仙骨に生じる症例が多い。後頭部，恥骨部，外陰部にもしばしば生じる。

　治療は瘻孔，嚢腫を含め全摘出が勧められる。この症例も全摘手術後，再発はない。

3. 体幹

| 症例 18 | 皮下膿瘍 |

エコーの有効度))) ●●●

主訴 右臀部皮膚の疼痛を伴う腫瘤（16歳，男性）

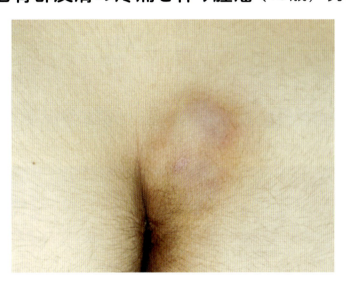

臨床のアプローチ

問診
- 3週間前，右臀部の皮下硬結に気づいた。
- 2週間前より増大し，疼痛がある。

触診＆視診
- 右臀部，臀裂の上端に，65×45mm，やや隆起したcysticな腫瘤がある。
- 境界不明瞭で，紅斑を伴う。
- 圧痛，自発痛がある。

鑑別
- 皮下膿瘍
- 癤（せつ）
- 感染性表皮嚢腫
- 毛巣洞

> エコーでここが知りたい！
> ✓ 膿瘍の範囲と周囲の炎症，血流を知りたい。
> ✓ 膿瘍の深さを計測したい。
> ✓ 膿瘍の壁の有無，境界，周囲の線維化を確かめたい。

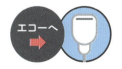

83

第 2 章　実践編

超音波検査所見

縦断画像

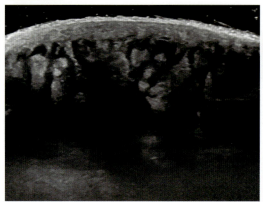
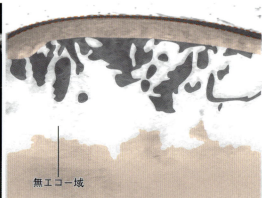

無エコー域

縦断画像（カラードプラ）

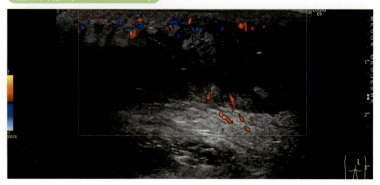

形状	境界部	内部エコー 輝度	内部エコー 性状	血流	縦横比	最大深度	後方エコー	外側陰影	石灰化	下床評価
不整	不明瞭	混合性（低・無）	不均一	わずか（辺縁）	0.31	評価不能	減弱	なし	なし	不良

　右臀部の皮下脂肪層に67×58×21mmの低～無エコー領域を認める。形状は不整，境界は不明瞭である。発赤部に一致して，組織のエコー輝度上昇・皮膚肥厚および血流シグナルの増加が観察される。病変の内部エコーには流動性を認める部位があり，膿瘍が考えられる。

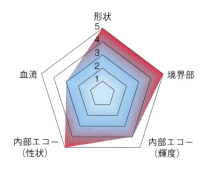

3. 体幹

他の検査所見

病理組織

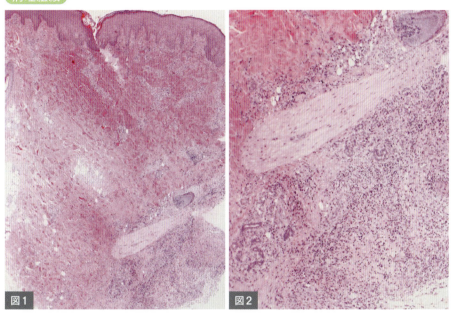

図1　図2

腫瘤の中央を切開し一部病理検査を行った。表皮は軽度肥厚し，真皮内の膠原線維の増生，真皮網状層〜皮下脂肪組織に好中球主体の強い細胞浸潤があり，出血を伴う（図1，2）。

⚠ 今後の治療方針と注意点

皮下膿瘍を考え切開したところ，内部から膿血性の排液と毛髪1本の排出があった。毛巣洞の可能性も考えられた。膿の細菌培養で *Staphylococcus aureus* が検出されたが，抗酸菌は陰性であった。セフェム系抗菌薬内服で治癒した。その後再発はない。

本症では熱感，疼痛などの臨床症状から感染性かどうかを推測し，病原体検査の検体を採取し，治療を開始したい。穿刺あるいは切開を行うため，動脈の位置の確認や膿の有無，内部の異物などの状況をエコーであらかじめ確認しておきたい。

慢性の皮下膿瘍では線維化，瘢痕形成が主体か，急性炎症が主体かを確かめることが必要である。

第 2 章　実践編

実践編
動画15

バリエーション

境界不明瞭な症例

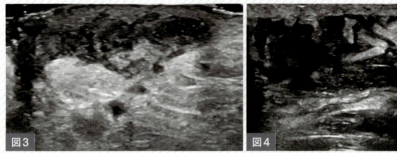

図3　　　　　　　　　　　　図4

周辺組織の輝度上昇　　　　　皮下組織の浮腫性変化

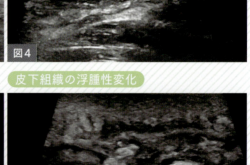
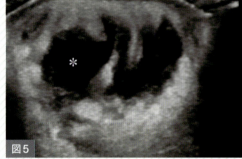
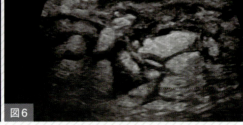

図5　　　　　　　　　　　　図6

豊富な血流シグナル

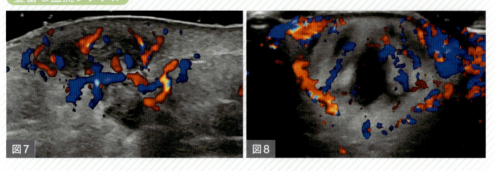

図7　　　　　　　　　　　　図8

　蜂窩織炎などが基礎にあり，膿汁や周囲組織の壊死により膿瘍形成は進行性に拡大する。エコーでは境界不明瞭な低エコー病変として描出されることが多く（図3, 4），周辺組織の輝度上昇（図5）や皮下組織の浮腫性変化（図6）を伴う。また，膿汁が貯留している場合は無エコー（図5＊）に描出され，プローブを静止して観察していると内部エコーの"揺らぎ"が観察される（動画15）。カラードプラでは豊富な血流シグナルが観察されることが多い（図7, 8）。

3. 体幹

エコーの有効度)))

症例 19 転移性皮膚腫瘍

主訴 右側腹の皮膚結節（58歳，女性）

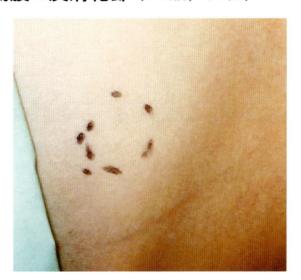

臨床のアプローチ

問診（現病歴）
- 約3年前に上部消化管内視鏡で悪性黒色腫の転移を指摘された。原発不明。
- 皮膚転移巣を体幹・四肢に時々生じている。
- BRAF V600E変異は陰性。抗PD-1抗体投与を行ったが，腎機能低下のため中止した。
- その後多発肺転移，肝転移，後腹膜転移も生じている。
- 1カ月前より右側腹に常色の皮下結節を触知し，増大傾向あり。

触診＆視診
- 常色，12×10mmで，表面には隆起しない。
- 境界は明瞭であるが，凹凸軽度あり。
- 弾性硬で，皮下の腫瘤を触知する。圧痛はない。

鑑別
- 転移性皮膚腫瘍
- 石灰化上皮腫
- 間葉系腫瘍

エコーでここが知りたい！
- ✓ 腫瘤の深さ，大きさ，辺縁の不整，血流の豊富さを知りたい。
- ✓ 周囲の衛星病巣の有無を確かめたい。

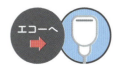

第2章　実践編

超音波検査所見

実践編
動画16

横断画像

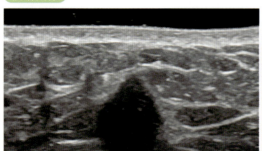
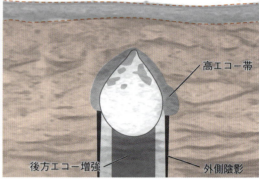

高エコー帯
後方エコー増強
外側陰影

縦断画像（カラードプラ）　　**横断画像（エラストグラフィ）**

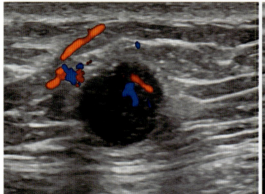
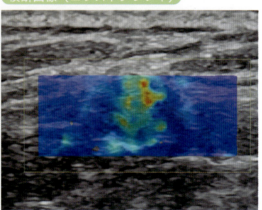

形状	境界部	内部エコー		血流	縦横比	最大深度	後方エコー	外側陰影	石灰化
		輝度	性状						
不整	明瞭粗雑	低	不均一	わずか（線状）	0.80	16.2mm	増強	あり	なし

　皮下脂肪層〜筋層内に11.1×10.5×8.9mmの低エコー腫瘤を認める。形状は不整，境界は明瞭粗雑である。内部エコーは不均一で，腫瘤周辺に高エコー帯を伴う（動画16）。カラードプラでは腫瘤内部にわずかに血流シグナルを認める。また，エラストグラフィにより硬い病変であることがわかる。周囲の衛星病巣について，マーク部よりも広範囲にプローブ走査したが，他の腫瘤性病変はみられなかった。

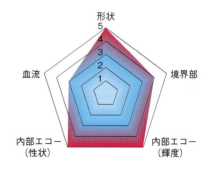

3. 体幹

他の検査所見

病理組織

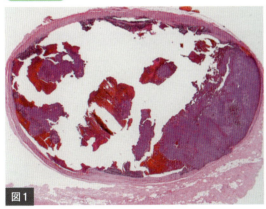
図1

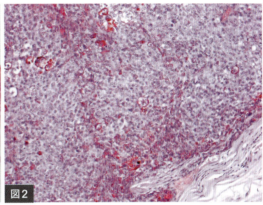
図2

　皮下脂肪組織内に線維性被膜に包まれた腫瘍巣があり，明瞭な核小体をもつN/C比の高い異型細胞が増殖し，メラニン色素を豊富に有する（図1，2）。転移性悪性黒色腫と診断した。

⚠ 今後の治療方針と注意点

　病歴，視診から悪性黒色腫が疑われた。一般に転移性皮膚腫瘍巣は皮下脂肪組織あるいは真皮内に境界明瞭に腫瘍巣を形成する。
　治療は原発腫瘍によって異なるが，Stage Ⅳであり，根治治療の対象にはならないことが多い。しかし，患者本人と相談し，診断を兼ねて摘出することも多い。
　内臓悪性腫瘍あるいは皮膚の悪性腫瘍の皮膚転移巣は，血行性かリンパ行性，あるいは直接連続して生じる。単発のこともあるが，急速に数が増加することが多い。皮下組織の転移巣では皮膚から隆起しないことが多いが，真皮内に生じると隆起した腫瘤を形成し，潰瘍を生じることもある。皮膚転移巣は予後不良の徴候であり，平均予後は数カ月以内である。悪性黒色腫の皮膚転移の場合，黒色を呈することが多いが，なかには常色のこともある。

第2章　実践編

バリエーション

不整形を呈する症例

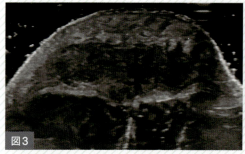

図3

比較的整な形状を呈する症例

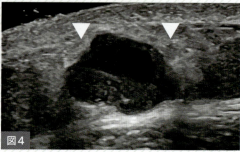

図4

病変内部や辺縁にみられる血流シグナル

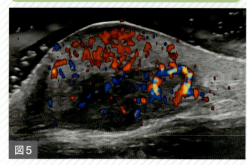

図5

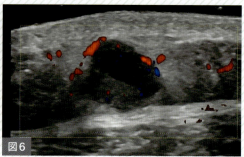

図6

　転移性皮膚腫瘍の病変部の形状は，不整（図3）なものから比較的整（図4）な腫瘤まで多彩であり，腫瘤内および周辺部分に豊富な血流シグナルを伴うことが多い（図5，6）。また，腫瘤の辺縁部分が高エコーを呈することが多く（図4矢頭），腫瘍反応層とよばれる。この反応層は腫瘍周囲の間質に炎症細胞浸潤や反応性浮腫，悪性腫瘍細胞浸潤や小血管増生が生じて形成されると考えられる。反応層外の正常組織には，筋膜，関節包，腱鞘，血管外膜，神経上膜が含まれる。これらは腫瘍浸潤に対するバリアと考えられる。

3. 体幹

エコーの有効度

症例 20　びまん性大細胞型B細胞リンパ腫

主訴　前胸部の多発結節（77歳，男性）

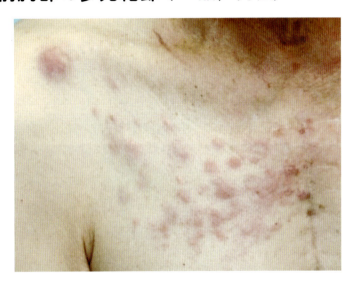

臨床のアプローチ

問診（現病歴）
- 1年前にびまん性大細胞型B細胞リンパ腫（diffuse large B-cell lymphoma；DLBCL）と診断され，救援化学療法（GCD）を受けた。CR（完全奏効）の状態であった。
- 2週間前より右前胸皮膚に結節が出現，その後周囲に同様の結節が多発した。

触診＆視診
- 前胸に直径4〜10mmの紅色で光沢のある，充実性，弾性硬，境界明瞭な結節が多発している。

鑑別
- 臨床的には悪性リンパ腫をまず疑う。
- 病歴からDLBCLの再発を考える。

エコーでここが知りたい！
- ✓ 結節の境界と周囲への癒着を確かめたい。
- ✓ 結節の深さ，下床との関係，血流の状態を知りたい。

エコーへ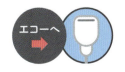

第2章　実践編

超音波検査所見

縦断画像

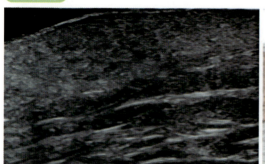
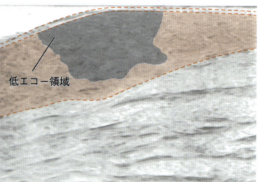

低エコー領域

横断画像

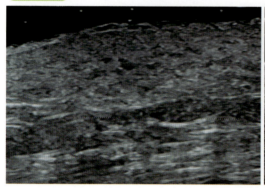

横断画像（カラードプラ）

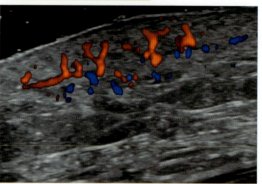

形状	境界部	内部エコー		血流	縦横比	最大深度	後方エコー	外側陰影	石灰化
		輝度	性状						
不整	不明瞭	低	不均一	豊富（腫瘤内不規則）	0.40	4.7mm	不変	なし	なし

　真皮内に 11.4×10.3×4.6mm のやや低エコーな領域を認める（動画17）。形状は不整、境界は不明瞭である。内部エコーは不均一で、内部に豊富な血流シグナルを認める（動画18）。下床の筋組織への明らかな浸潤は指摘できない。

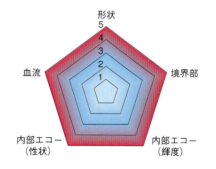

他の検査所見

病理組織

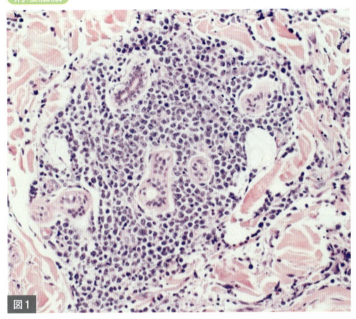

図1

　真皮内に大型の異型なリンパ球が増殖し，核分裂像が散見される（図1）。なお，免疫組織染色でCD20，CD79a，CD3，CD5，Bcl-2，Bcl-6陽性，MIB-1 indexは90％以上であった。以上よりDLBCLの再発と診断した。

⚠ 今後の治療方針と注意点

　DLBCLは悪性リンパ腫の約30％を占める[1]。男性にやや多く，高齢者に多いが小児を含めた各年齢に分布する。下肢に好発するが，下肢以外の皮膚にも紅色の結節を形成する。初期治療に比較的よく反応する。しかし，再発が多く，5年生存率は約50％である。真皮，皮下脂肪組織に大型で異型性の強いリンパ球がびまん性に浸潤し，核分裂像も多数観察される。

　進行は比較的早く，皮膚以外へしばしば進展する。病理は通常表皮に著変なく，grenz zoneがあって，真皮から脂肪組織にびまん性に腫瘍細胞が増殖する。

　治療は進行期であればR-CHOP療法6～8コース±放射線治療を行い，再発時にはGDP（ゲムシタビン，デキサメタゾン，シスプラチン）やDHAP（＋R）［デキサメタゾン，シスプラチン，シタラビン（＋リツキシマブ）］などの救援化学療法を行う。

第 2 章　実践編

バリエーション

他症例の B モード

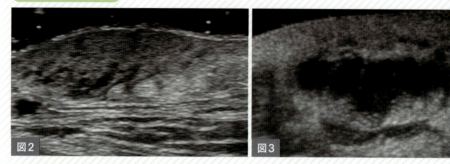

図 2　　図 3

他症例のカラードプラ

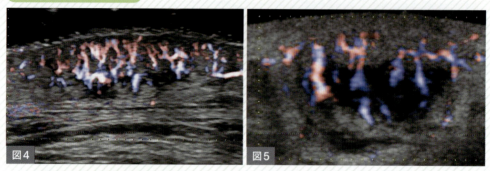

図 4　　図 5

他症例のエラストグラフィ

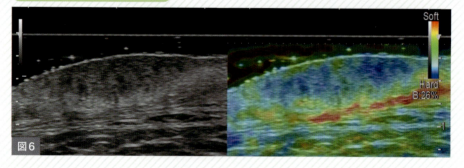

図 6

　悪性リンパ腫に関するエコーの特徴的所見は，低エコー領域として観察され，内部は不均一で点状高エコーや線状高エコー，またはまだら状を呈する（図 2，3）。カラードプラでは豊富な血流シグナルを認め（図 4，5），エラストグラフィでは硬い病変として検出される（図 6）。左側のグレースケール画像で低エコーを呈している病変部が，右側のエラストグラフィでは青色で表示され，硬い病変であることがわかる。腫瘤として認識するのが困難な場合も多いが，カラードプラやエラストグラフィを用いることで，腫瘤の存在範囲を推定することが可能である。

3. 体幹

エコーの有効度)))

症例 21 乳児血管腫

主訴 背部中央の赤色結節（生後5カ月，女児）

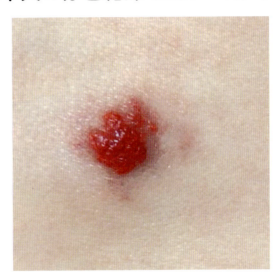

臨床のアプローチ

問診
- 出生時，背部中央にある点状の赤色斑に気づいた。
- 生後1カ月頃より徐々に増大し，隆起してきた。

触診＆視診
- 11×11mm，高さ2mmの常色，弾性軟の結節がある。
- その中央に，7×6mmの鮮紅色な部分がある。

鑑別
- 乳児血管腫
- 先天性血管腫
- 房状血管腫（tufted angioma）

エコーでここが知りたい！
- ✓ 血管腫病変の深さと水平方向の広がりを知りたい。
- ✓ 腫瘤内の出血の有無をみたい。
- ✓ 流入動脈を確認したい。

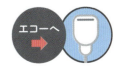

95

第2章 実践編

超音波検査所見

横断画像

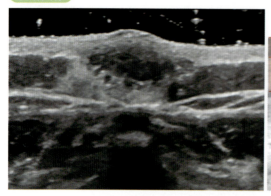
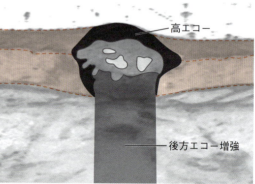

高エコー
後方エコー増強

横断画像（カラードプラ）

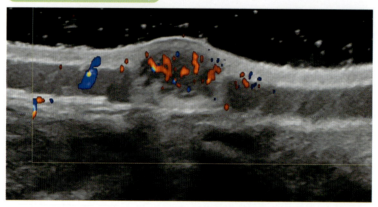

形状	境界部	内部エコー		血流	縦横比	最大深度	後方エコー	外側陰影	石灰化
		輝度	性状						
不整	明瞭粗雑	混合性（高・低）	不均一	豊富（腫瘤内樹枝状）	0.48	5.8mm	増強	なし	なし

真皮〜皮下組織内に，9.3×9.2×4.5mmの低エコー腫瘤を認める。形状は不整で境界は明瞭粗雑を呈する。内部エコーは低輝度と高輝度エコーが混在し非常に不均一であり，辺縁は高エコーである。後方エコーは軽度増強し，外側陰影は認めない。また，カラードプラにて腫瘤内部に豊富な血流シグナルが検出される。

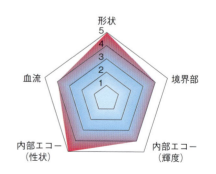

3. 体幹

他の検査所見

ダーモスコピー

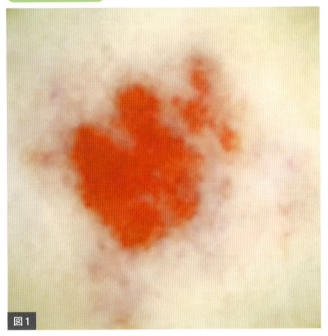

図1

鮮紅色のred-blue lacunaeの所見を呈する（図1）。

⚠ 今後の治療方針と注意点

　乳児血管腫は生後1〜4週に発症する，未熟な毛細血管の増殖によっておこる血管腫で，GLUT 1（glucose transporter 1）が陽性に染色される。苺状血管腫（strawberry mark）ともよばれ，生後6カ月頃をピークに自然退縮する。しかし，退縮時に瘢痕，皮膚の萎縮を残すことがある。

　治療について従来は経過観察（wait and see）が主体であったが，自然退縮後の瘢痕形成を避けるために，色素レーザー治療が早期から行われる。また出血，成長障害，呼吸障害などのリスクが予想される症例ではプロプラノロール内服療法が早期から行われる。ステロイド内服療法を行うこともある。

　房状血管腫（tufted angioma）は血管芽細胞腫ともよばれ，出生後1歳までの間に紅斑として生じ，紅色〜紫色の扁平に隆起した局面を呈し，圧痛を伴う。未熟な内皮細胞と周皮細胞が増殖する血管系腫瘍である。

第2章 実践編

鑑別疾患

　乳児血管腫のエコー所見は，境界明瞭で内部エコーは低輝度と高輝度が混在した充実性腫瘍である。カラードプラでは流速の速い流入動脈が観察される[1]。

　血管腫・血管奇形・リンパ管奇形において，エコーは鑑別診断，病変の範囲の評価に有用である。「血管腫・血管奇形・リンパ管奇形診療ガイドライン2017」をもとにした藤川のアルゴリズムでは，カラードプラを用いたエコーで血流の有無をみて，動脈性か静脈性か，あるいは内部血流の流速を評価する（図2）。MRIを用いてさらに検討し，診断に至る。

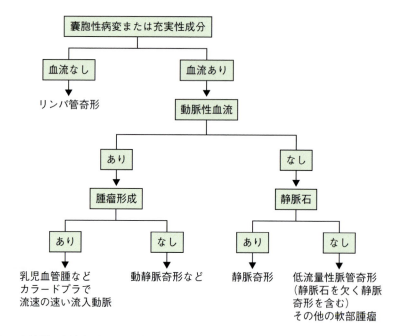

図2　血管腫・血管奇形・リンパ管奇形画像診断アルゴリズム（文献1)より作成）

3. 体幹

エコーの有効度

症例 22 悪性黒色腫

主訴 背部上部の不整な形状の黒色病変
（75歳，女性）

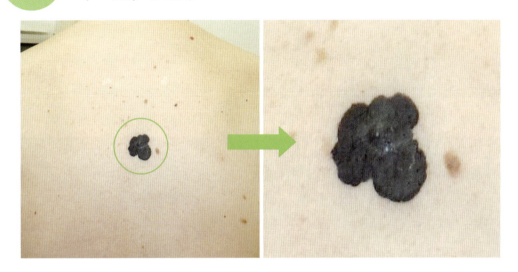

臨床のアプローチ

問診
- 4年前に約10mmの背部の色素斑を指摘されたが放置していたところ，ゆっくりと増大して，色素斑の一部が隆起してきた。

触診＆視診
- 境界は明瞭な30×27mmの不整形な黒色色素斑で，色調にムラがある。

鑑別
- 悪性黒色腫
- 母斑細胞母斑

エコーでここが知りたい！

☑ 臨床的には強く悪性黒色腫が疑われるため，腫瘤の厚さや血流の程度，腫瘍の浸潤の程度を知りたい。
☑ 体表から僧帽筋の筋膜までの距離の目安を知りたい。

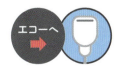

99

第2章　実践編

超音波検査所見

縦断画像

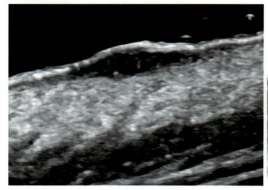
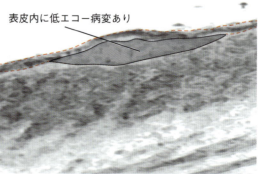

表皮内に低エコー病変あり

横断画像　　　**縦断画像（カラードプラ）**

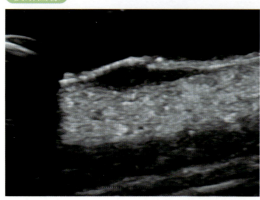
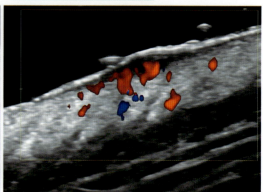

| 形状 | 境界部 | 内部エコー ||血流|縦横比|最大深度|後方エコー|外側陰影|石灰化|
		輝度	性状						
不整	不明瞭	低	均一	豊富（腫瘍内不規則）	0.10	1.6mm	不変	なし	なし

　背部表皮内に15.4×9.9×1.6mmの低エコー腫瘤を認める。腫瘍の形状は不整，境界は概ね明瞭粗雑だが水平方向は不明瞭である。内部エコーは均一であり，微小石灰化は認めない。後方エコーの変化や外側陰影もない。また，カラードプラによって腫瘍内に豊富な血流シグナルを認めることから，悪性黒色腫に合致する所見である。体表から僧帽筋までの距離は約13mmであった。

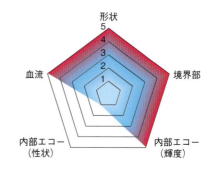

100

他の検査所見

ダーモスコピー

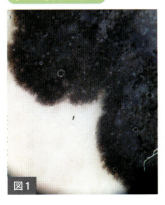

図1

Irregular な pigment network があり，中心部には whitish veil がみられる（図1）。

病理組織

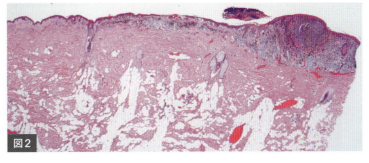

図2

表皮基底層から真皮網状層に悪性黒色腫の病変がみられる（図2, ×20）。

⚠ 今後の治療方針と注意点

　日本での悪性黒色腫に対する治療は，2014年に免疫チェックポイント阻害薬が認可され，分子標的薬も使用可能となり，変化している。本症例では，術前のエコーやダーモスコピー所見から表皮内病変のみ（in situ）ではなく間質浸潤を伴っていること，その他の画像検索では明らかな転移性病変を認めなかったことから，側方1cmマージンで深部は脂肪組織をほぼ全層にわたって切除し，植皮術を行った。あわせて，センチネルリンパ節生検を行ったが病理組織で転移は確認されなかったため，術後補助療法は行わず経過観察を行っている。BRAF V600EおよびV600Kの遺伝子変異はなかった。

　悪性黒色腫では原発巣の tumor thickness（TT；表皮顆粒層上端部から黒色腫病巣の最深部までの垂直距離をmm単位で表すもの）が重要であり，Stage分類や予後に関与する。高周波エコーでTTをかなり正確に術前に予測できることが知られている。特にTTが1～2mmの悪性黒色腫では術前のエコーによる評価を行うことが「皮膚悪性腫瘍診療ガイドライン」でも推奨されている。さらに術後の経過観察において，数カ月ごとにエコーで所属リンパ節の評価を行っていくことでリンパ節転移を見逃さず，より早期に転移に対する治療介入が可能であり，経過観察時にエコーは有用である。

第 2 章　実践編

バリエーション

TT 3mm 以上

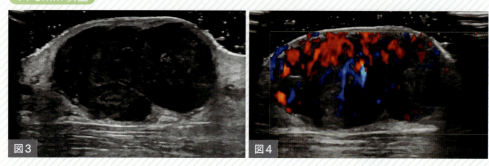

図3　　図4

TT 1～3mm 以下

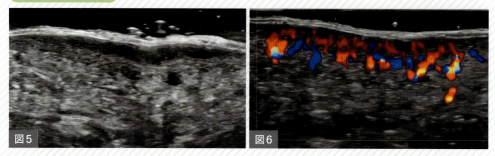

図5　　図6

TT 1mm 以下

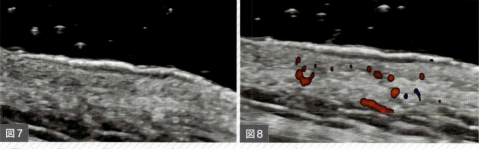

図7　　図8

※図3と4，図5と6，図7と8は同一症例のBモードとカラードプラ

　悪性黒色腫のエコー所見の特徴として，内部に高エコースポットを認めない[1]ことがあげられる。悪性腫瘍のなかでも，特に悪性黒色腫の原発巣と転移巣では腫瘤内部，腫瘤周辺において血流信号が豊富に認められ有用とされているが[2,3]（図3～6），TTが1mm以下の症例では血流シグナルが検出されないこともある（図7，8）。

4. 四肢—1) 上肢

エコーの有効度 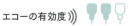
症例 23　神経線維腫

主訴　右前腕屈側の腫瘤（67歳，女性）

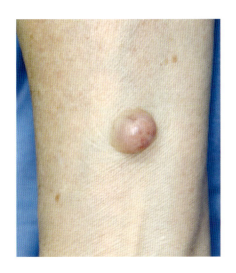

臨床のアプローチ

問診
- 8年前より右前腕屈側に紅色の結節があり，徐々に増大した。
- 圧痛，自発痛はない。

触診＆視診
- 右前腕屈側に15×15mm，高さ9mmの紅色，表面平滑，弾性軟，境界明瞭なドーム状腫瘤を認める。
- 圧痛はない。

鑑別
- 神経線維腫などの間葉系腫瘍
- 汗管系などの付属器腫瘍

エコーでここが知りたい！
- ✓ 腫瘤の大きさ，深さを計測したい。
- ✓ 腫瘤の内部構造と周囲との境界を知りたい。
- ✓ 腫瘤内外の血流状態を知りたい。

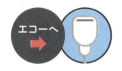

第2章 実践編

> 超音波検査所見

実践編
動画19

横断画像

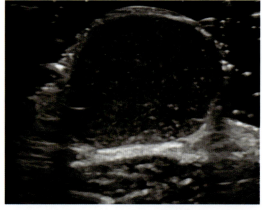

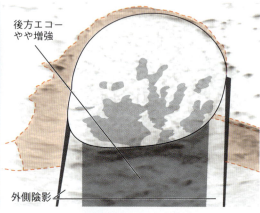

後方エコー
やや増強

外側陰影

縦断画像

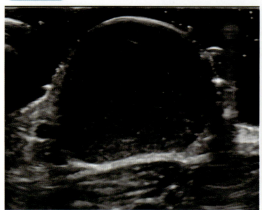

縦断画像（カラードプラ）

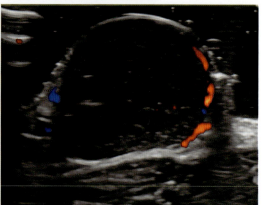

形状	境界部	内部エコー		血流	縦横比	最大深度	後方エコー	外側陰影	石灰化
		輝度	性状						
整	明瞭平滑	低	均一	わずか（線状）	0.74	12.0mm	やや増強	あり	なし

　右前腕屈側に14.7×13.7×10.9mmの低エコー腫瘤を認める。形状は整で境界は明瞭平滑である。内部エコーは均一である。カラードプラでは，腫瘤内部と辺縁に拍動性の血流がわずかに検出される（動画19）。

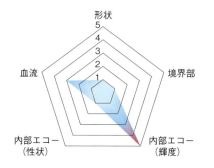

4. 四肢―1）上肢

他の検査所見

MRI

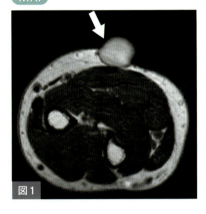

図1

体表に突出して皮下脂肪組織深部まで及ぶ14×10×11mmの表面平滑な腫瘤を認める（図1矢印）。T2強調画像で強い高信号を示すため囊胞性病変，粘液性腫瘍が疑われた。

病理組織

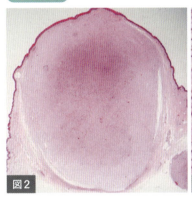

図2

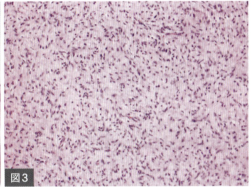

図3

真皮内に被膜のない境界明瞭な腫瘤を形成している（図2）。波状〜勾玉状の核を有する紡錘形細胞が束状に増殖した結節がみられる。異型性はない（図3）。

⚠ 今後の治療方針と注意点

神経線維腫は神経線維腫症1型（neurofibromatosis type 1；NF1）の症例では全身に多発する。NF1に伴わず，単発することもある。Schwann細胞由来で病理学的には紡錘形の腫瘍細胞の増殖とその間質に肥満細胞浸潤や粘液性の部分を伴うこともある。

末梢神経に生じた神経線維腫では悪性化することがあるが，皮膚由来の神経線維腫の悪性化はまれである。急速に増大する場合，切除を行う。通常皮膚の神経線維腫は，整容的面から切除を希望されることが多い。

第 2 章　実践編

バリエーション

症例1

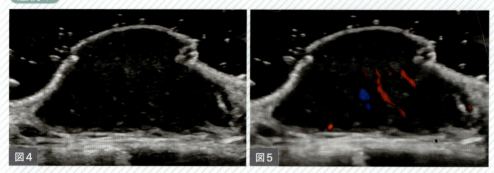

図4　　図5

症例2

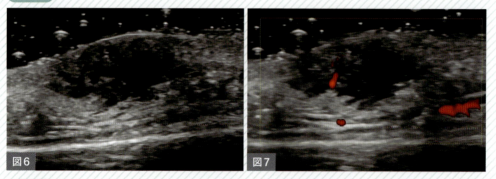

図6　　図7

症例3

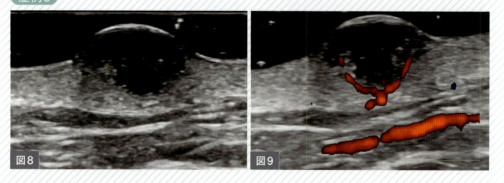

図8　　図9

　神経線維腫は皮膚や末梢神経内に生じる。エコー所見としては，境界明瞭で均一な低エコー病変として描出されることが多いが（図4, 5），diffuse typeでは形状不整で境界不明瞭となる（図6〜9）。カラードプラによる血流評価では，病変内部に血流シグナルを検出することが多い。

4. 四肢—1)上肢

エコーの有効度)))

症例 24　**毛細血管拡張性肉芽腫**

主訴　左手掌の赤色結節（58歳，男性）

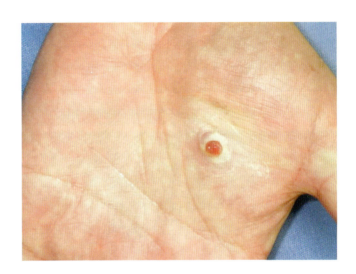

臨床のアプローチ

問診
- 3カ月前に外傷の痕から赤色丘疹が出現し，次第に増大，出血を繰り返した。
- 痛みはないが出血するため，絆創膏を貼付して保護している。

触診＆視診
- 表面がびらんを形成した5×3mmの軟らかい赤色結節である。
- 周囲の皮膚は浸軟し白色に変化するが，境界明瞭である。

鑑別
- 毛細血管拡張性肉芽腫
- 有棘細胞癌
- 異物肉芽腫

エコーでここが知りたい！
- ✓ 臨床的には毛細血管拡張性肉芽腫を強く疑い，治療として切除術を予定するため，結節の大きさの測定と，周囲組織との連続性を知りたい。
- ✓ 腫瘤深部での血流の評価を行いたい。

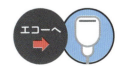

107

第 2 章　実践編

超音波検査所見

縦断画像

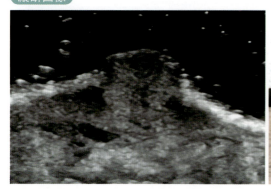
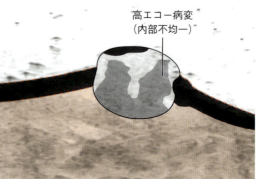

高エコー病変
（内部不均一）

横断画像

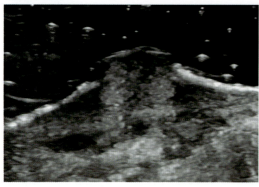

横断画像（カラードプラ）

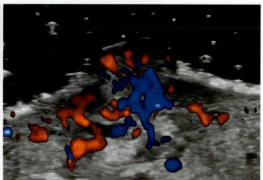

形状	境界部	内部エコー		血流	縦横比	最大深度	後方エコー	外側陰影	石灰化
		輝度	性状						
整	明瞭平滑	高	不均一	豊富（腫瘤内樹枝状）	0.64	3.6mm	不変	なし	なし

　左手掌の表皮内に 5.4×4.6×3.5mm の高エコー腫瘤を認める。腫瘤の形状は整，境界は明瞭平滑である。内部エコーは不均一であり，カラードプラによって腫瘤内部に流入する豊富な血流シグナルを認める。周囲に拡張した血管がみられることから，血管腫や血管奇形などを疑った。

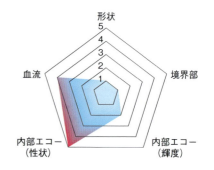

108

他の検査所見

病理組織

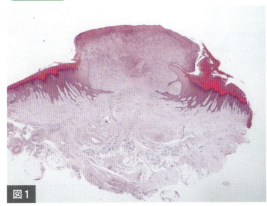
図1

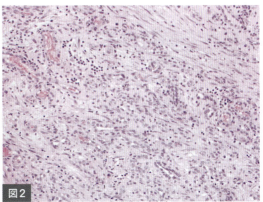
図2

　表皮が欠損した部位に，外方性に突出する隆起性病変がある（図1，×20）。血管内皮細胞が多数の血管腔を形成・増生し，炎症細胞浸潤を伴う（図2，×200）。

⚠ 今後の治療方針と注意点

　毛細血管拡張性肉芽腫は，外傷などが誘因となって出現する血管腫の一種で，化膿性肉芽腫ともよばれる。病変部の表皮は薄く，病変は脆弱で容易に出血する。病変の基部は本症例のように襟飾り状となった表皮に囲まれることが多い。

　治療は外科的切除，液体窒素凍結療法，ステロイド外用があげられる。不十分な液体窒素凍結療法ではまったく効果がなく，再発したり，表面にできた痂皮がとれたりして，さらに出血を繰り返すこともあるため，外科的切除を行うことが多い。

　急速に出現し，びらんを形成して出血するので，無色素性悪性黒色腫も鑑別にあがるが，毛細血管拡張性肉芽腫は反応性に生じる病変であり，無色素性悪性黒色腫と比較すると浮腫性で軟らかいことが多い。妊婦の指にしばしば出現するため，侵襲なく施行できるエコーは有用である。

第 2 章　実践編

バリエーション

症例1

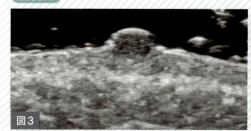
図3

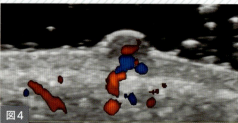
図4

症例2

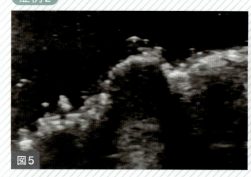
図5

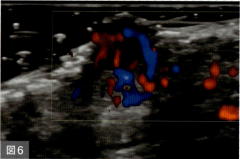
図6

症例3

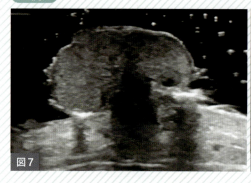
図7

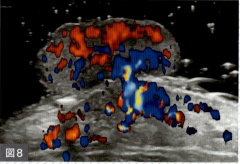
図8

　図3〜8は毛細血管拡張性肉芽腫のエコー所見である。いずれも外方性に発育し，腫瘤内部に流入する豊富な血流シグナルが特徴的である（動画20〜22）。血流シグナルは症例により異なる。

▶ 実践編
動画20

▶ 実践編
動画21

▶ 実践編
動画22

4. 四肢—1）上肢

エコーの有効度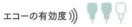

症例 25　脂腺嚢腫

主 訴　右上腕の皮下結節（47歳，女性）

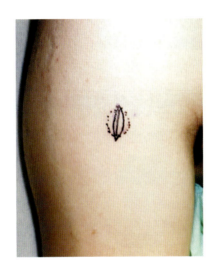

臨床のアプローチ

問診
- 中学生頃より右上腕に皮下結節がみられる。
- 徐々に大きくなっている気がするが，痛みなどはない。
- 他の部位にも多数の結節が出現してきた。

触診＆視診
- 右上腕伸側に直径10mm，弾性軟の常色皮下結節を認める。
- 可動性良好，自発痛・圧痛なし。
- 左上腕，背部，右鼠径部などにも同様の皮下結節が多発している。

鑑別
- 多発性脂腺嚢腫
- 多発性脂肪腫
- 多発性神経線維腫

エコーでここが知りたい！
- ✓ 腫瘤の内部構造について質的評価を行いたい。
- ✓ 摘出を考慮し，腫瘤の深さを知りたい。
- ✓ 腫瘤内および周囲の血流の有無を知りたい。

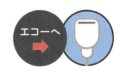

111

第2章 実践編

超音波検査所見

横断画像

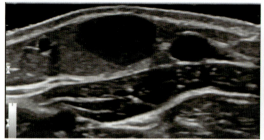
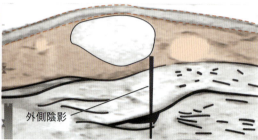

外側陰影

縦断画像

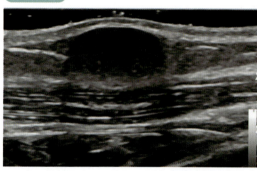

縦断画像（カラードプラ）

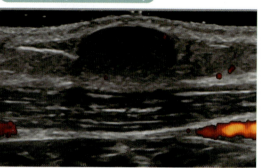

形状	境界部	内部エコー		血流	縦横比	最大深度	後方エコー	外側陰影	石灰化
		輝度	性状						
整	明瞭平滑	低	均一	わずか（点状）	0.66	8.3mm	不変	あり	なし

　右上腕に7.9×6.7×5.2mmの低エコー腫瘤を認める。形状は整，境界は明瞭平滑である。内部エコーは均一で，腫瘤内部にわずかに血流シグナルを認める。外側陰影もみられる。

　嚢腫壁には皮脂腺を含み，腫瘤内部には皮脂が貯留しているため，エコーでは，比較的均一な内部エコー性状として描出されることが多い。また，表皮嚢腫でみられるような皮膚表面との連続性は認めない。境界明瞭で低エコー，ときに液状成分を含む場合があるとの報告[1]や，辺縁が高エコーで中心部に低エコー病変を伴う"ドーナッツ状"の所見が特徴的であるとの報告[2]がある。

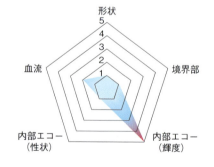

他の検査所見

病理組織

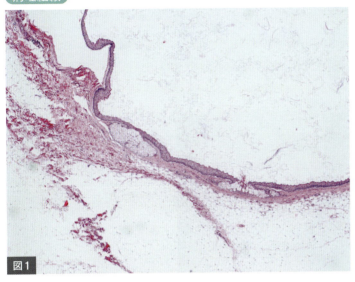
図1

　表皮，真皮浅層には著変なく，真皮深層から皮下脂肪組織にかけて顆粒層を伴わない重層扁平上皮に裏打ちされた囊腫様構造を認める．囊腫壁はひだ状に彎入しており，外毛根鞘性の角化を伴う最内層の扁平上皮が鋸歯状に突出している．囊腫壁の一部に発達した脂腺の付着が散見され，囊腫内に直接開口する所見も認める（図1）．

⚠ 今後の治療方針と注意点

　多発性脂腺囊腫は多発性毛包囊腫ともよばれる．躯幹や四肢に好発し，直径3〜30mmの小型，円形のわずかに硬く触れる常色〜淡青色，淡黄色調の囊腫を形成する．皮内に囊腫を認め，下床との可動性は良好である．毛孔一致性に生じる場合もある．また，ケラチン17遺伝子変異が報告されている．先天性爪甲肥厚症で本症が多発することがある．

　治療は外科的切除あるいは炭酸ガスレーザーを施行する．

第2章　実践編

エコーの有効度

症例 26 　脂肪腫

主 訴　右上腕の腫瘤（72歳，女性）

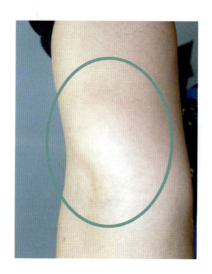

臨床のアプローチ

| 問診 | ● 約10年前から右上腕に腫瘤があり，最近増大してきた。
● 手を動かす際に痛みが出るようになった。 |

| 触診＆視診 | ● 右上腕外側に40×38×12mmの常色で弾性軟，境界明瞭な腫瘤を認める。 |

| 鑑別 | ● 脂肪腫　● 血管脂肪腫
● 表皮嚢腫
● 脂肪肉腫 |

エコーでここが知りたい！

☑ 腫瘤の質的評価を知りたい。
☑ 腫瘤の深さと大きさを計測したい。
☑ 腫瘤周囲との境界について知りたい。

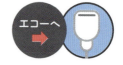

4. 四肢—1）上肢

超音波検査所見

実践編
動画23

縦断画像

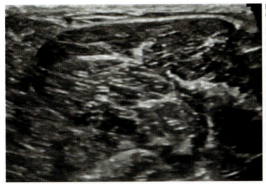

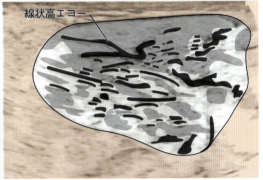

線状高エコー

縦断画像（圧迫なし）

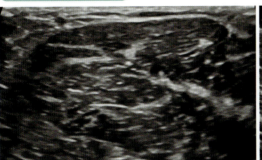

縦断画像（圧迫あり）

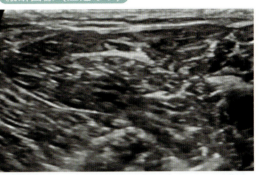

形状	境界部	内部エコー		血流	縦横比	最大深度	後方エコー	外側陰影	石灰化	下床評価
		輝度	性状							
整	明瞭平滑	低	概ね均一	なし	0.34	20.8 mm	不変	なし	なし	良好

　右上腕皮下組織内に53.3×43.7×17.9 mmの低エコー腫瘤を認める。エコー輝度は筋実質と同等であり，筋膜に接して観察される。形状は整，境界は明瞭平滑である。内部エコーは概ね均一で，線状高エコーを認める。また，プローブの圧迫により腫瘤は容易に変形する（動画23）ことから軟らかい腫瘤であることがわかる。腫瘤の可動性は良好である。

　脂肪腫では腫瘤内部に不規則な線状高エコーを認めることが特徴である。

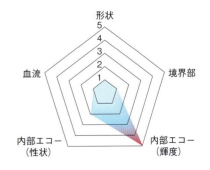

第2章　実践編

他の検査所見

CT

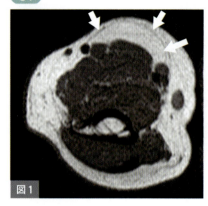

図1

右上腕遠位屈側に28×32×9mmの脂肪腫を認める（図1矢印）。深部では上腕二頭筋の筋膜に接しているが，筋内への進展はみられない。内部に厚い隔壁や充実成分は認めず，悪性を疑う所見はなし。

病理組織

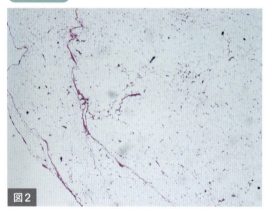

図2

線維性被膜に被覆された，成熟脂肪細胞の増生からなる組織である（図2）。ごく軽度の大小不同はみられるが，脂肪細胞に明らかな異型はなく，脂肪腫の所見である。

⚠ 今後の治療方針と注意点

脂肪腫は体のどこにでも発生する。単発，あるいは多発することもあり，大きさも1～10cmとさまざまである。皮下組織に存在し，弾性軟で可動性に良好であることが多い。通常自覚症状はないが，神経を圧迫することにより痛みが出ることもある。

病理組織学的には成熟脂肪細胞の増生がみられ，腫瘍細胞は線維性被膜で覆われている。

悪性化は極めてまれだが，増大する場合は外科的切除する。

バリエーション

表在性の脂肪腫

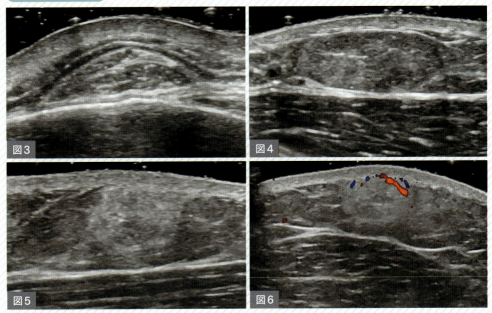

図3　図4　図5　図6

深在性の脂肪腫

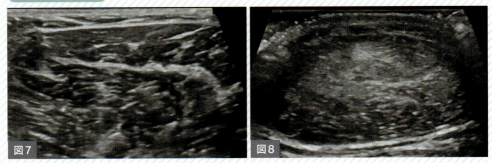

図7　図8

　脂肪腫は表在エコーを施行するなかでもっとも遭遇することが多い良性軟部腫瘍の一つである。脂肪腫の存在部位により，①皮下組織にみられる表在性脂肪腫（図3～6）と，②筋膜下，筋内，筋間などの深在性脂肪腫（図7，8）に分けられる。大多数は良性であるが，サイズが大きな腫瘤（図8）や，病変内にエコー輝度が異なる領域が存在する腫瘤の場合は，悪性の分化型脂肪肉腫の可能性があるため，注意が必要である。

第2章　実践編

エコーの有効度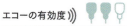

症例 27　上腕二頭筋断裂

> **主訴**　右腕の力こぶの位置がおかしい（43歳，男性）

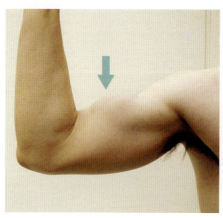
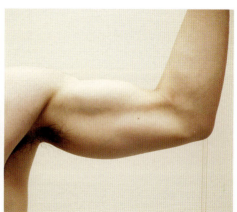

臨床のアプローチ

問診
- ボーリングの球を投げた翌日，力こぶの位置がおかしいことに気づいた。
- 同部位に疼痛がある。

触診＆視診
- 右上腕屈側に常色，弾性軟の腫瘤（矢印）があり，圧痛を伴う。
- 拍動なし。

鑑別
- 外傷性筋断裂
- 脂肪腫

エコーでここが知りたい！
- ✓ 右上腕の腫瘤の質的評価を知りたい。
- ✓ 周囲筋肉との関連と，血流の状態を知りたい。

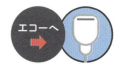

4. 四肢—1)上肢

超音波検査所見

実践編
動画24

横断画像(遠位側)

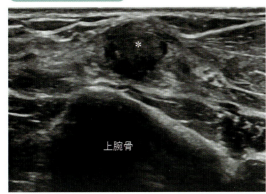

横断画像(近位側)

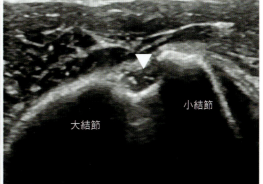

縦断画像

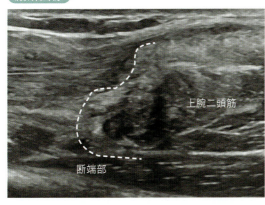

縦断画像(カラードプラ)

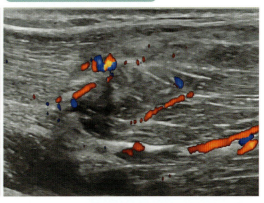

形状	境界部	内部エコー		血流	縦横比	最大深度	後方エコー	外側陰影	石灰化
		輝度	性状						
概ね整	明瞭平滑	高	概ね不均一	周囲	0.53	12.8mm	不変	なし	なし

　右上腕の皮下組織内に高～低エコーの不規則な充実性病変を認める(＊)。肩関節前方横断走査にて結節間溝内に上腕二頭筋長頭腱がみられない(empty groove, 矢頭)。また, 上腕二頭筋を遠位から近位側に向かって観察すると筋線維の途絶を認める(動画24)。断端部周囲の液体貯留はなく, 断端部周囲にわずかに血流シグナルがみられる。

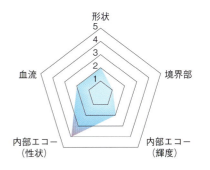

119

第2章　実践編

他の検査所見

MRI

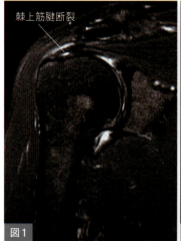

棘上筋腱断裂

図1

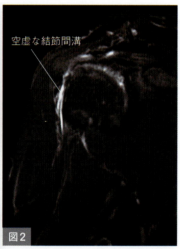

空虚な結節間溝

図2

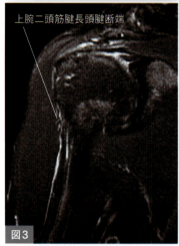

上腕二頭筋腱長頭腱断端

図3

　MRI脂肪抑制T2強調画像，斜位冠状断にて棘上筋腱に高信号を認めることから棘上筋腱断裂を疑う（図1）。また，結節間溝内は空虚であり，その下端に上腕二頭筋腱長頭腱の断端部を認めることから，上腕二頭筋断裂と考える（図2, 3）。

⚠ 今後の治療方針と注意点

　上腕二頭筋は力こぶをつくる筋であり，肘関節の屈曲と前腕の回外動作を行う。この筋の断裂には完全断裂と部分断裂がある。また，断裂は加齢による変性によっておこる場合と，スポーツなどの外傷によっておこる場合がある。高齢者では変性断裂が多く，特に誘因なくおこることが多い。

　通常は安静維持のみで経過をみることが多いが，本症例は若年男性の外傷による完全断裂であり，整容的な面が気になるということで手術となった。

バリエーション

結節間溝

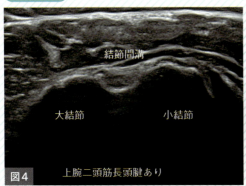

図4　上腕二頭筋長頭腱あり

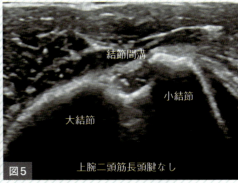

図5　上腕二頭筋長頭腱なし

囊腫形成症例

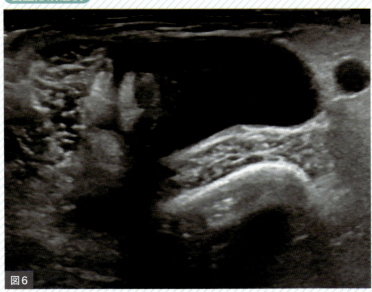

図6

　上腕二頭筋長頭腱は上腕骨近位部の大結節と小結節との間の溝である結節間溝を通っているため（図4），結節間溝に腱を描出できない場合は腱断裂を疑う（図5，119ページと同写真）。図6も上腕二頭筋長頭腱断裂の症例であるが，腱の周囲に無エコー域を認め，囊腫を形成する場合もある。このような場合に，囊腫性病変だけに気をとられてしまい，腱断裂を見落とさないよう注意が必要である。また，高齢者では変性断裂が多く，誘因なしに日常生活のなかで断裂を生じ，自覚症状も伴わないことが多い。そのため，脂肪腫などの皮下腫瘤が疑われることもある。

第2章　実践編

エコーの有効度)))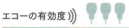

症例 28　グロムス腫瘍

主訴　右母指の有痛性皮下結節（53歳，女性）

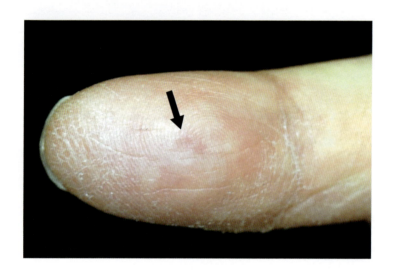

臨床のアプローチ

問診	● 1年以上前から右母指に圧痛を伴う皮下結節がある。
触診＆視診	● 右母指指腹に小豆大で常色の皮下結節を認める。 ● 圧痛あり。
鑑別	● グロムス腫瘍 ● 血管平滑筋腫 ● 外傷性異物肉芽腫

エコーでここが知りたい！

☑ 結節の形，大きさを知りたい。
☑ 結節内部の血流の有無を知りたい。
☑ 結節の位置，周囲組織との位置関係を知りたい。

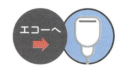

122

4. 四肢—1) 上肢

超音波検査所見

横断画像

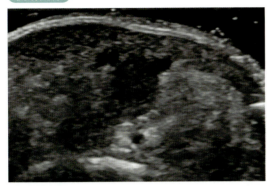
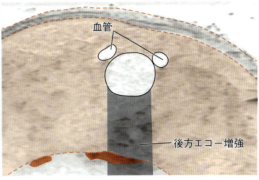

血管
後方エコー増強

縦断画像

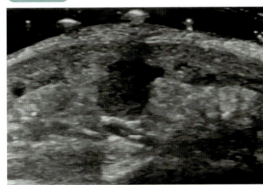

縦断画像（カラードプラ）

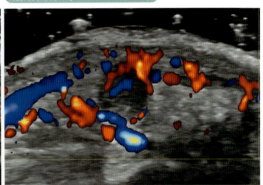

形状	境界部	内部エコー 輝度	内部エコー 性状	血流	縦横比	最大深度	後方エコー	外側陰影	石灰化
整	明瞭平滑	低	均一	豊富（腫瘤内不規則）	1.19	4.9mm	増強	なし	なし

　右母指指腹の真皮内に，3.2×2.6×3.8mmの低エコー腫瘤を認める．形状は整，境界は明瞭平滑である．内部エコーは均一であり，後方エコーの増強を認める．また，カラードプラによって腫瘤内に豊富な血流シグナルを認める．

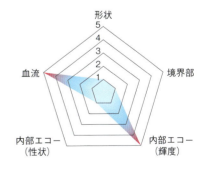

123

第 2 章　実践編

他の検査所見

病理組織

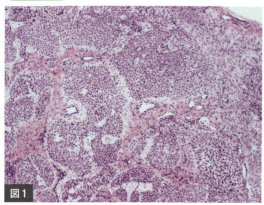
図1

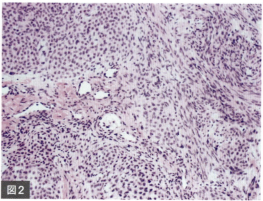
図2

　真皮内に類円形核と淡好酸性の胞体を有する腫瘍細胞が，拡張した毛細血管を取り囲むように蜂巣状に増殖している（図1，2）。免疫組織学的には腫瘍細胞はAE1/AE3（－），α smooth actin（＋），desmin（一部に＋）。

⚠ 今後の治療方針と注意点

　グロムス腫瘍は末梢動静脈吻合部に存在するグロムス小体由来の良性腫瘍である。中年以降の女性に多いが，小児にも発症する。グロムス小体は爪郭部に発達するため，多くは爪甲下に生じ，淡紅色〜紫紅色の病変として透見される。自発痛や圧痛を伴い，寒冷刺激で誘発される発作性疼痛が特徴である。単純X線像で腫瘤に一致して骨吸収像を認める場合がある[1)〜3)]。

　エコーでは境界明瞭な低エコー病変として描出され，内部は血流豊富である[4)]。特に爪下の病変では触診で境界が不明瞭な場合も多いため，境界の把握にもエコーは大変有用である。

　治療は切除であるが，切除が不十分であると容易に再発するため，術前のエコーを勧める。

　本症例は指腹に生じており，その場合の鑑別疾患としては血管平滑筋腫があげられる。血管平滑筋腫は四肢に好発する単発・有痛性の皮下結節で，皮膚もしくは皮下の小静脈に由来し，豊富な血管と血管中膜より生じる平滑筋が，腫瘍性に増殖した良性腫瘍である[5)]。

バリエーション

症例1

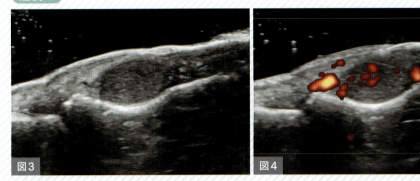

図3　図4

症例2

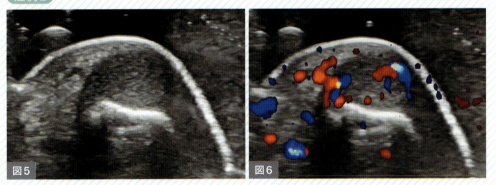

図5　図6

　グロムス腫瘍のエコー所見は，楕円形または円形の境界明瞭な低エコー腫瘤として描出され，カラードプラによって豊富な血流シグナルを検出する[6]。視診や触診が難しい爪下の病変では，エコーはさらに威力を発揮する（図3〜6，動画25）。Bモードで腫瘤の存在が不明瞭な場合には，カラードプラが手助けとなるので，必ず用いる習慣をつけるとよい。

▶ 実践編
　動画25

第2章　実践編

エコーの有効度

症例 29　表在静脈血栓症

主訴　左手掌の皮下結節（63歳，男性）

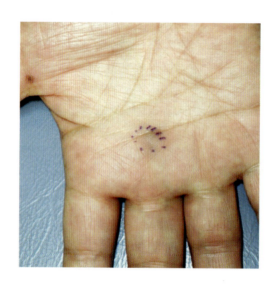

臨床のアプローチ

問診
- 約半年前より左手掌に黒色調で米粒大程度の皮下結節を自覚した。
- 徐々に増大してきており，数日前より圧痛を伴うようになった。

触診＆視診
- 左手掌，中指中手骨部に8×9mmの暗褐色調の皮下結節を認める。
- 下床との可動性は良好，表皮との可動性は不良である。

鑑別
- 表在静脈血栓症
- 皮膚付属器腫瘍
- 血管腫
- 表皮嚢腫
- グロムス腫瘍

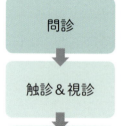
エコーでここが知りたい！
- ✓ 腫瘤の大きさと深さ，周囲との連結を知りたい。
- ✓ 腫瘤内部の構造をみたい。
- ✓ 腫瘤内および周囲の血流の有無を知りたい。

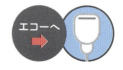

4. 四肢—1)上肢

超音波検査所見

横断画像

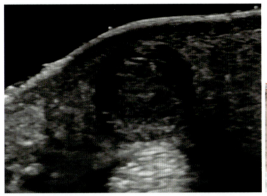
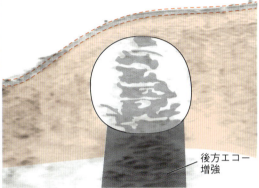

後方エコー増強

縦断画像

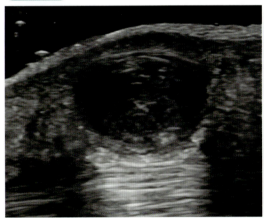

縦断画像(カラードプラ)

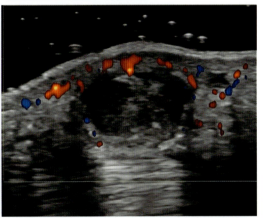

形状	境界部	内部エコー		血流	縦横比	最大深度	後方エコー	外側陰影	石灰化
		輝度	性状						
整	明瞭平滑	低	不均一	わずか(辺縁)	0.67	7.4mm	増強	なし	なし

　左手掌，中指の中手骨部に8.4×6.5×5.6mmの低エコー腫瘤を認める．形状は整で，境界は明瞭平滑である．内部エコーは不均一で後方エコーは増強している．腫瘤性病変の辺縁部および周囲に血流シグナルを認める．

　エコー所見は一見表皮嚢腫に類似しているが，腫瘤と表在静脈の連続性が確認できるため，容易に鑑別できる．

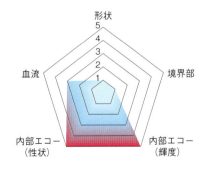

127

第2章 実践編

他の検査所見

病理組織

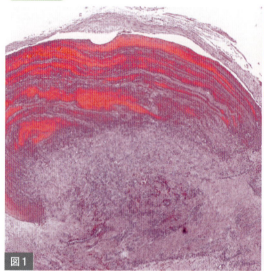
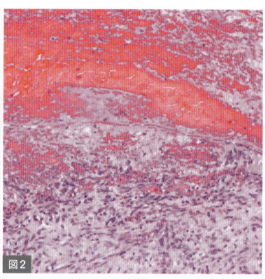

図1

図2

真皮深層に主に筋性血管の拡張がみられ（図1），そのなかに器質化した血栓を認める（図2）。周囲にシデロファージの出現を伴う。

⚠️ 今後の治療方針と注意点

　表在静脈血栓症は表在静脈内に血栓が生じた状態で，四肢に好発する。

　前腕の表在静脈血栓症は，静脈内穿刺により発生することがほとんどである。下肢の表在静脈血栓症は，通常は静脈瘤が原因で発生する。

　表在静脈血栓症では急性炎症を伴うことが多い。また，深部静脈と異なり，表在静脈は筋肉に取り囲まれていないため，血栓が押し出されることはなく，塞栓をおこすことは少ない。

　炎症がおきている領域では，静脈の周囲の皮膚に紅斑，腫脹，熱感を伴い，圧痛がある。皮下の静脈が硬く索状に触れることも多い。誘因なく表在静脈血栓症を繰り返す場合には深部静脈血栓症の検査が必要である。

　通常は安静と，非ステロイド性抗炎症薬（NSAIDs）内服を行う。今回のように結節を形成している場合は切除することもある。

4. 四肢─1）上肢

バリエーション

静脈石（横断画像）

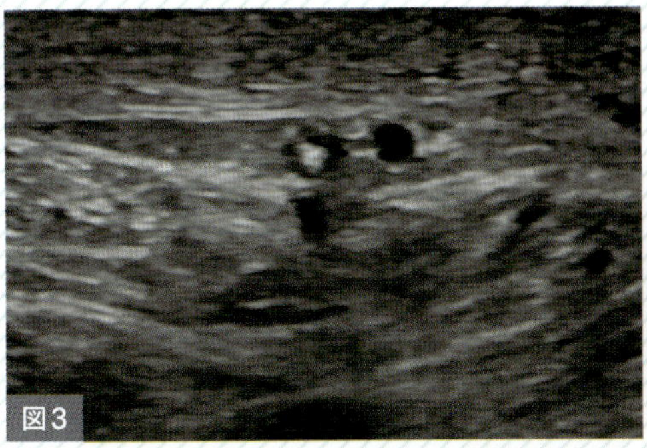

図3

静脈石（縦断画像）

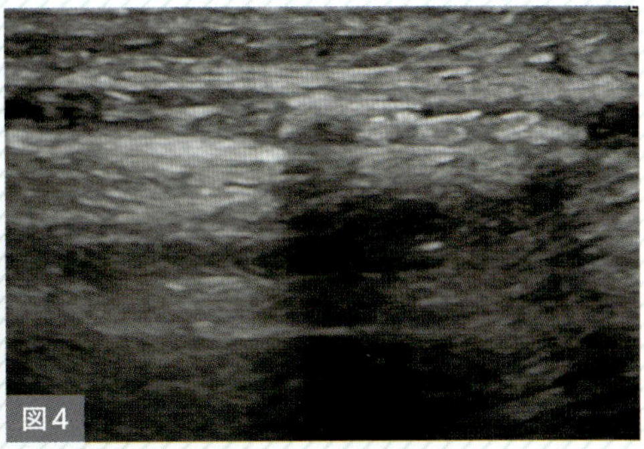

図4

静脈石（縦断画像，カラードプラ）

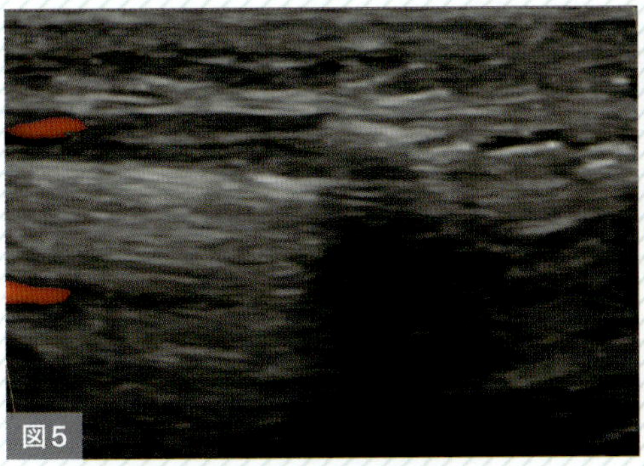

図5

表在静脈血栓症（横断画像）

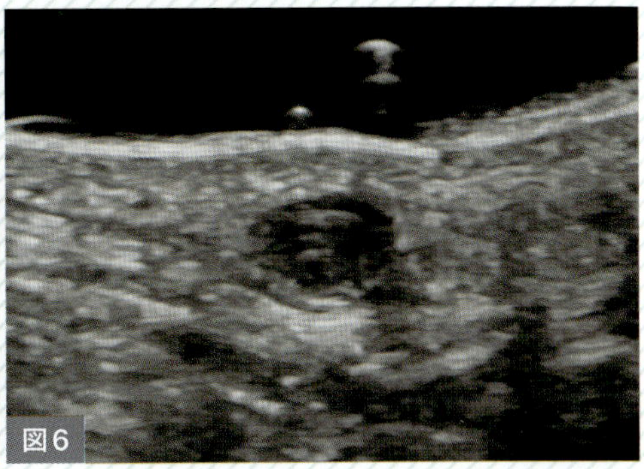

図6

表在静脈血栓症（縦断画像）

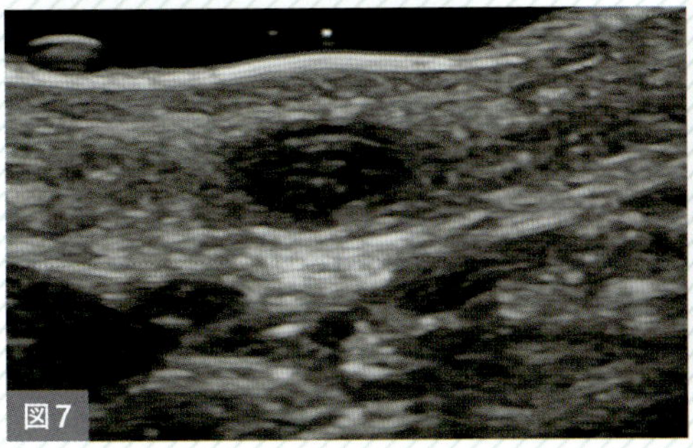

図7

表在静脈血栓症（縦断画像，カラードプラ）

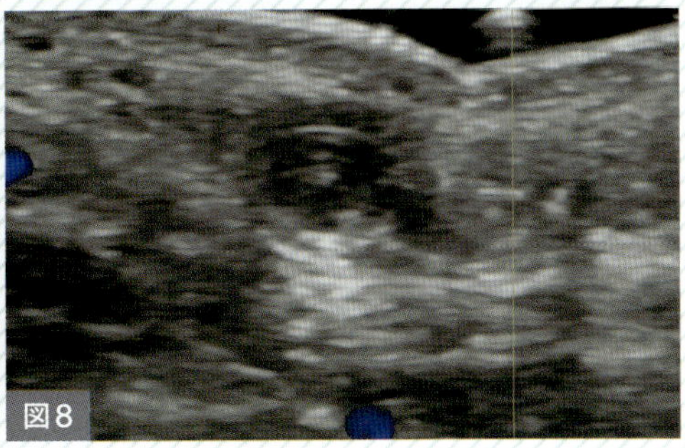

図8

　静脈石は，凝固系の異常や静脈血の停滞によりフィブリンや小さな血栓が形成され，石灰化したものである（図3～5）。静脈内に血栓が形成されると血管は拡張し，プローブで圧迫しても内腔が潰れない。急性期血栓では無エコーに描出されるが，時間が経過するにつれ血栓の輝度は高くなる（図6，7）。また，カラードプラを用いることで，閉塞の有無を確認することができる（図8）。

第2章　実践編

エコーの有効度

症例 30　副乳

主訴　左腋窩の皮下腫瘤（26歳，女性）

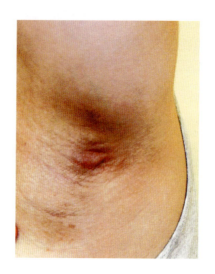

臨床のアプローチ

問診
- 数年前，左腋窩の圧痛を伴う皮下腫瘤に気づいたが，圧痛が消失したためそのまま経過観察していた。
- 約2週間前より再び左腋窩に圧痛があり，皮下腫瘤を再度自覚した。

触診＆視診
- 左腋窩に淡褐色，直径20mmの扁平な皮下腫瘤を認める。
- 可動性は軽度。
- 軽度圧痛はあるが，周囲に紅斑や熱感，腫脹はない。

鑑別
- 副乳
- 皮膚付属器腫瘍
- 表皮嚢腫

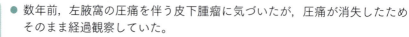

エコーでここが知りたい！
- ✓ 腫瘤の質的評価を知りたい。
- ✓ 摘出を考慮し，腫瘤の存在部位や腫瘤の深さを知りたい。
- ✓ 腫瘤内，周囲の血流の有無を知りたい。

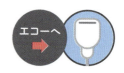

4. 四肢—2) 腋窩

超音波検査所見

縦断画像

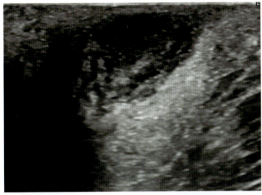

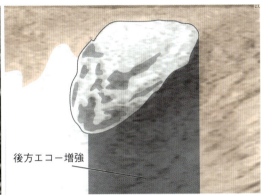

後方エコー増強

横断画像

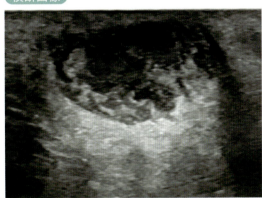

横断画像（カラードプラ）

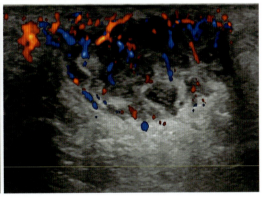

形状	境界部	内部エコー		血流	縦横比	最大深度	後方エコー	外側陰影	石灰化
		輝度	性状						
不整	明瞭粗雑	混合性(低・高)	不均一	豊富(腫瘤内不規則)	0.56	14.8mm	増強	あり	なし

　左腋窩の皮下組織内に22.9×19.4×12.9mmの低エコーと高エコーの混合性腫瘤を認める。腫瘤の形状は不整で，境界は明瞭粗雑である。内部エコーは不均一であり，後方エコーの増強および外側陰影を認める。また，カラードプラでは腫瘤内に豊富な血流シグナルがみられる。周辺のエコー輝度が上昇していることからも，周辺組織への炎症の波及が示唆される。

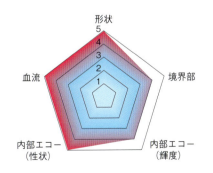

第 2 章　実践編

> 他の検査所見

`CT`

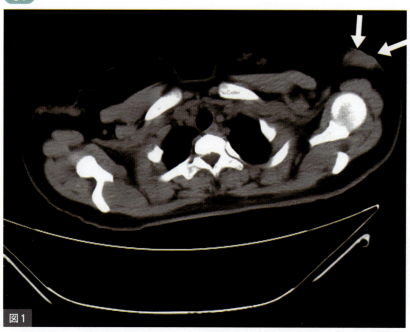

図1

左腋窩に軟部組織の濃度の部分（図1矢印）を認める。対側にも同様の部分があり副乳を疑う（図1）。

⚠ 今後の治療方針と注意点

　乳腺の発生過程において，胎生4～5週で乳腺堤（milk line）に沿って表皮から乳腺原基が発生し，その後，胸部を除いて乳腺堤は完全に退縮するが，退縮が不十分であれば，腋窩から鼠径部に伸びる乳腺堤上に副乳として残存する。腋窩や乳房下部に多い。

　直径1～2cmの褐色斑あるいは硬結として触れ，しばしば硬毛を伴う。

女性の5％，男性の2％が副乳をもつという。妊娠時に腫脹して痛み，乳汁分泌を認めることがある。女性では月経周期に伴い痛みが出ることもあり，また乳腺炎を合併することもある。まれに乳癌を発症することもある。

　治療は本人が希望した場合，切除を行う。

4. 四肢—2) 腋窩

バリエーション

初診時
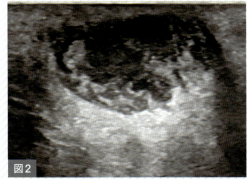
図2

初診時
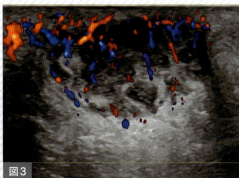
図3

2カ月後
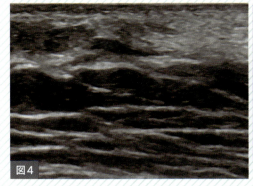
図4

2カ月後
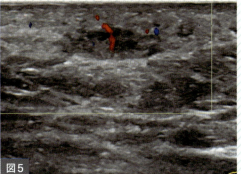
図5

　副乳は乳房以外の胸壁，腋窩などに皮下腫瘤を形成し，組織学的には乳腺組織と類似する。

　副乳のエコー所見は乳腺組織と同様で，高エコー内に網目状に低エコー域を認める。本症例は，非常に強い痛みを訴えていた際に撮像したが（図2, 3, 131ページと同写真），2カ月後の再検時には痛みもなく，低エコー域は縮小し（図4），血流シグナルも著明に減少（図5, 動画26）しており，副乳に生じた乳腺炎であったと考えられた。

▶ 実践編
　動画26

133

第2章 実践編

エコーの有効度

症例 31　表在性皮膚脂肪腫性母斑

主訴　左大腿内側の腫瘤（63歳，女性）

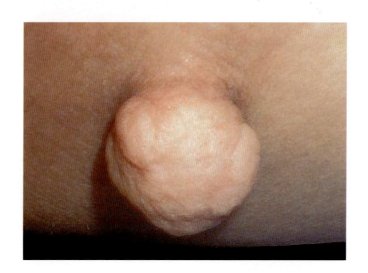

臨床のアプローチ

問診
- 7年前，左大腿内側皮膚の腫瘤に気づいた。
- 徐々に増大している。

触診＆視診
- 左大腿内側に18×15mm，高さ13mmの有茎性で，常色，弾性軟の腫瘤がある。
- 表面には凹凸がみられる。

鑑別
- 表在性皮膚脂肪腫性母斑
- 脂肪腫
- 母斑細胞母斑
- 神経線維腫

エコーでここが知りたい！
- ✓ 腫瘤の深さを知りたい。
- ✓ 血流状態を確かめたい。
- ✓ 腫瘤内部の構造（ムチン沈着，浮腫など）を知りたい。

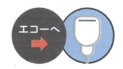

4. 四肢—3）下肢

超音波検査所見

縦断画像

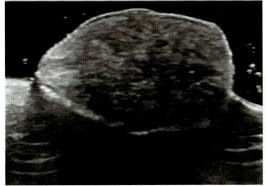
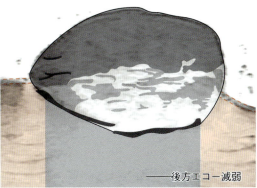

――― 後方エコー減弱

横断画像

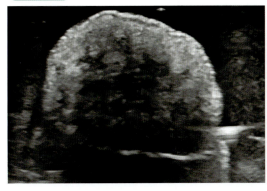

横断画像（カラードプラ）

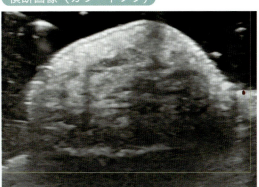

形状	境界部	内部エコー		血流	縦横比	最大深度	後方エコー	外側陰影	石灰化
		輝度	性状						
整	明瞭平滑	高	概ね不均一	なし	0.62	11.9mm	減弱	なし	なし

　左大腿内側，表皮直下に18.9×15.2×11.8mmの隆起性病変を認める。病変部は高エコー腫瘤として観察され，形状は整，境界は明瞭平滑である。腫瘤内部は不均一で，著明な後方エコーの減弱を認める。腫瘤内に明らかな血流シグナルはない。プローブの圧迫により容易に変形する非常に軟らかい病変である。

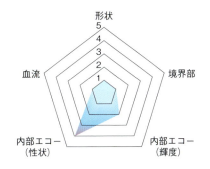

第2章　実践編

他の検査所見

病理組織

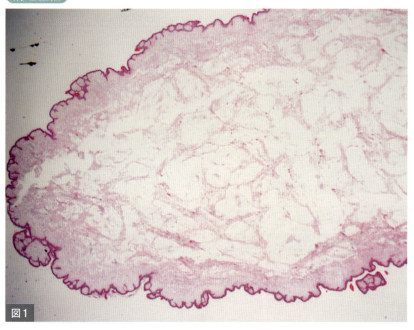
図1

表皮直下から，有茎性の腫瘍内に成熟した脂肪細胞が広範囲にみられ，膠原線維も介在する（図1）。

⚠ 今後の治療方針と注意点

　表在性皮膚脂肪腫性母斑は，真皮内に異所性に脂肪細胞が増殖した疾患で，出生時や乳幼児に生じる例は多発するが，成人に生じる例は単発で有茎性を呈する。

　外観では神経線維腫，ムチン沈着を伴う結合織母斑やmucinous nevusが鑑別にあがるが，表在性皮膚脂肪腫性母斑はこれらより明らかに軟らかな腫瘍であり，鑑別される。脂肪腫も常色で軟らかいが，脂肪組織内に薄い結合織性被膜に包まれて成熟した脂肪細胞が増殖し，なだらかに隆起した腫瘍を形成する。筋肉内で増殖した場合，筋内脂肪腫とよび，病理像から線維脂肪腫，血管脂肪腫，紡錘細胞脂肪腫などの亜型がある。

　増殖が急速な場合や疼痛を伴う場合には悪性の可能性も考え，全摘する。

4. 四肢—3）下肢

鑑別疾患

表在性皮膚脂肪腫性母斑

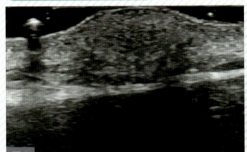

図2

脂肪腫

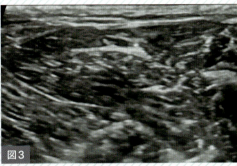

図3

後方エコー減弱を伴う表在性皮膚脂肪腫性母斑

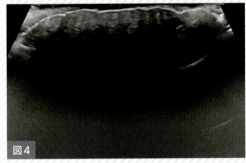

図4

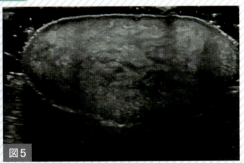

図5

　表在性皮膚脂肪腫性母斑は，真皮内における異所性脂肪細胞の増生を特徴とする良性の母斑であり，多発型と単発型に分類される。多発型は腰臀部に好発し，20歳頃までに気づかれることが多く，まれに成人期以降に出現する。一方，単発型は成人に生じ，中年の臀部や大腿・体幹に好発する。脂肪腫と表在性皮膚脂肪腫性母斑の相違点は，まず，隆起性病変である点があげられるが，エコーにおける内部性状もかなり異なっている。

表1　表在性皮膚脂肪腫性母斑と脂肪腫のエコー所見

	表在性皮膚脂肪腫性母斑	脂肪腫
境界	明瞭平滑（本症例）〜不明瞭（図2）	境界明瞭
内部エコー	不均一，またはエコー減衰により評価不能なことが多い	線状高エコー（図3，115ページと同写真）
後方エコー	減弱（図4，5）	不変

137

第2章　実践編

エコーの有効度

症例 32　皮膚石灰沈着症

主訴　四肢，腹部，臀部に多発する硬い結節（55歳，女性）

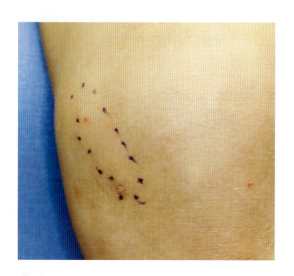

臨床のアプローチ

問診
- 9カ月前，臀部と右前腕皮膚の硬い結節に気づいた。
- その後大腿，腹部にも同様の皮疹が増加している。

触診＆視診
- 常色〜褐色調，5〜10 mmで，境界明瞭，圧痛はなく，石様硬である。
- 隆起しないか，約1 mm隆起する多発性結節である。

鑑別
- 皮膚石灰沈着症
- 石灰化上皮腫

エコーでここが知りたい！
- ✓ 石灰化の有無，深さを知りたい。
- ✓ 腫瘤内の血流，周囲の炎症を確認したい。
- ✓ 周囲に嚢腫などの構造がないか知りたい。

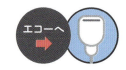

4. 四肢—3) 下肢

超音波検査所見

横断画像

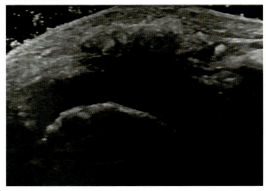

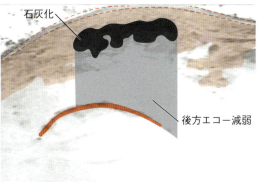

石灰化
後方エコー減弱

縦断画像

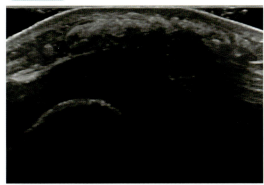

縦断画像（カラードプラ）

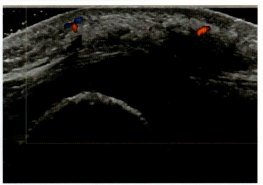

形状	境界部	内部エコー		血流	縦横比	最大深度	後方エコー	外側陰影	石灰化
		輝度	性状						
評価不能	評価不能	高	評価不能	わずか（点状）	0.25	評価不能	減弱	なし	あり（粗大）

　左膝関節の真皮内に25.7×15.8×6.4mmの高輝度病変がみられる。病変部表面の石灰化に伴う音響陰影のため，形状・境界や内部エコー，深達度の評価はできない。腫瘤内に動脈性の点状血流シグナルをわずかに認める。

　石灰化病変部の辺縁には被膜を反映する低エコー帯はなく，石灰化上皮腫よりは皮膚石灰沈着症を考える。

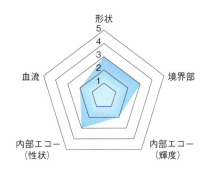

第 2 章　実践編

他の検査所見

病理組織

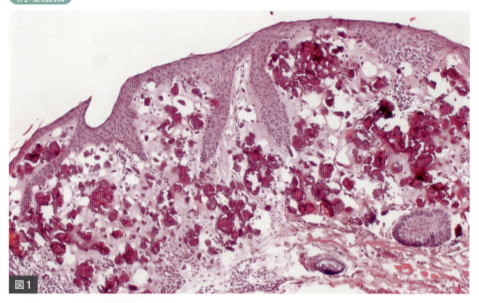

図1

真皮内に好塩基性の塊状の沈着があり，真皮中層から深層に軽度のリンパ球浸潤を認める（図1）。

血液検査

　血清カルシウム，リン値，クレアチニンは正常値，他の皮膚症状や全身症状がないことから全身性強皮症や皮膚筋炎は否定的と考え，特発性皮膚石灰沈着症，なかでもsubepidermal calcified noduleと診断した。

⚠ 今後の治療方針と注意点

　皮膚石灰沈着症は，カルシウム，リンの代謝障害により不溶性カルシウム塩が真皮に沈着する。副甲状腺機能亢進症，ビタミンD過剰症，骨転移や骨髄腫による高カルシウム血症，腎不全に伴う高リン血症による場合と，強皮症や皮膚筋炎などに伴い血中カルシウム，リン値が正常の場合がある。その他に特発性も知られており，大関節周囲に生じ組織学的に偽囊腫様を呈するtumoral calcinosis，若年者の眼瞼に好発するsubepidermal calcified nodule，特発性陰囊石灰沈着症もある。

　疾患に伴う場合は，その治療を行う。特発性で自覚症状のない場合は治療を要さない。

バリエーション

粗大な石灰化を示す症例

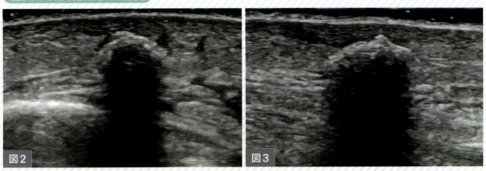
図2　図3

微細な石灰化を示す症例

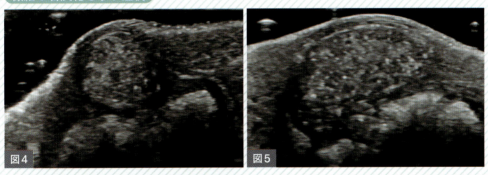
図4　図5

辺縁低エコー帯や血流シグナルを検出する症例

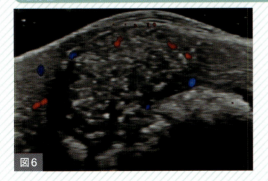
図6

　皮膚石灰沈着症では，粗大で不規則な石灰化病変以外にも，単一で明瞭な石灰化を呈する場合や（図2, 3），微細な点状高エコーを呈するものもあり，多彩である（図4, 5）。図6のように被膜を思わせる辺縁低エコー帯や，病変内に血流シグナルが検出される症例では，石灰化上皮腫との鑑別が困難である。

第2章 実践編

エコーの有効度)))

症例 33 増殖性外毛根鞘嚢腫

主訴 右大腿伸側の腫瘤（56歳，女性）

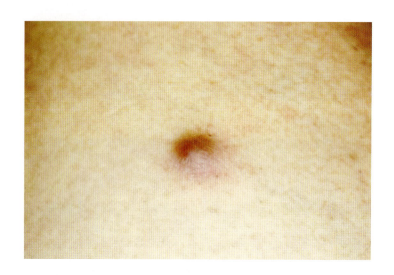

臨床のアプローチ

問診
- 10年前より右大腿伸側皮膚に腫瘤がある。
- 3カ月前より増大しているが，痛みはない。

↓

触診＆視診
- 10×8mm，高さ2mm，弾性軟，常色で一部に紅斑を伴う。
- 境界明瞭な腫瘤で，自発痛，圧痛はない。
- 触診で充実性。

↓

鑑別
- 増殖性外毛根鞘嚢腫
- 外毛根鞘嚢腫
- 外毛根鞘腫
- エクリン汗管系などの皮膚付属器腫瘍
- 表皮嚢腫

エコーでここが知りたい！
- ✓ 腫瘤の深さを知りたい。
- ✓ 内部構造（充実性か嚢腫状か）を確認したい。
- ✓ 内部および周囲の炎症と血流の有無を知りたい。

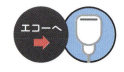

142

4. 四肢—3) 下肢

超音波検査所見

横断画像
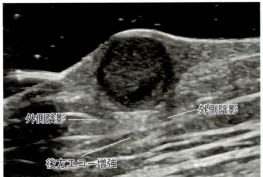

横断画像（カラードプラ）
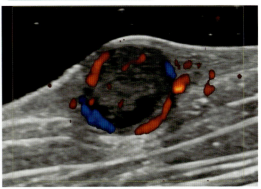

縦断画像
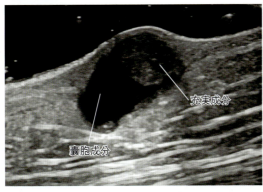

縦断画像（カラードプラ）
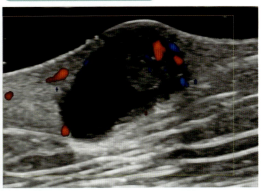

形状	境界部	内部エコー 輝度	内部エコー 性状	血流	縦横比	最大深度	後方エコー	外側陰影	石灰化
整	明瞭平滑	混合性（低・無）	均一	豊富（辺縁）	0.58	6.1mm	増強	あり	なし

真皮内に8.6×5.9×5.0mmの混合性病変を認める。形状は楕円形で整，境界は明瞭平滑である。内部エコーは均一で，囊胞成分と充実成分が混在する。後方エコーは増強し，外側陰影を認める。腫瘤辺縁や充実成分に血流シグナルがみられる。また，病変は皮下脂肪層を圧排しているように観察される。

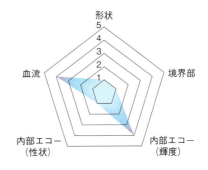

143

第2章 実践編

他の検査所見

病理組織

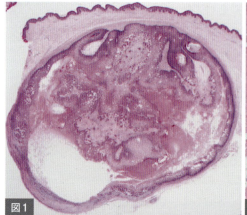
図1

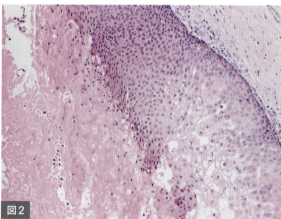
図2

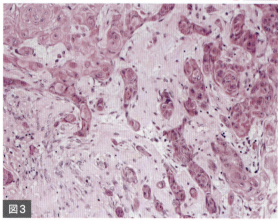
図3

　真皮内に一部線維性被膜を有する腫瘍巣があり，充実性部分と嚢腫性部分が混在する（図1）。嚢腫性部分では嚢腫壁は外毛根鞘性角化を伴う重層扁平上皮からなる（図2）。また，一部では角化細胞が小型胞巣状に増生している（図3）。増殖性外毛根鞘嚢腫（proliferating trichilemmal cyst）を考えた。

⚠ 今後の治療方針と注意点

　被髪頭部に好発する腫瘍で，外毛根鞘嚢腫が増殖して生じると考えられる。病理所見で外毛根鞘性角化を示す嚢腫状の部分があるが，細胞成分の増殖がみられ，異型性を示したり，真皮内に腫瘍細胞巣を形成したりすることもあり，経過観察が必要である。嚢腫状部分を伴わないこともあり，増殖性外毛根鞘腫瘍（proliferating trichilemmal tumor）とよぶこともある。

　異型性を伴う悪性増殖性外毛根鞘嚢腫との病理学的な鑑別を要するために，全摘切除を行い，病理所見を確認する。

4. 四肢—3)下肢

エコーの有効度 🔊🔊🔊

症 例 34 | 神経鞘腫

主 訴　右下腿の皮下腫瘤（24歳，男性）

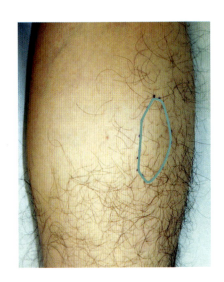

臨床のアプローチ

問診
- 約5年前に右下腿の腫瘤を自覚した。
- 次第に増大してきたが自覚症状はない。

触診＆視診
- 右下腿屈側に，52×23mmの常色でほとんど隆起しない多房性の腫瘤を認める。
- 境界は明瞭である。
- 可動性良好で，自発痛・圧痛はない。

鑑別
- 神経鞘腫
- 脂肪腫
- 神経原性腫瘍

> **エコーでここが知りたい！**
> - ☑ 腫瘤の質的評価を知りたい。
> - ☑ 周囲間質との連続性を知りたい。
> - ☑ 摘出を考慮し，腫瘤の存在部位や腫瘤の深さを確かめたい。

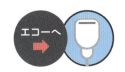

145

第 2 章　実践編

超音波検査所見

実践編
動画27

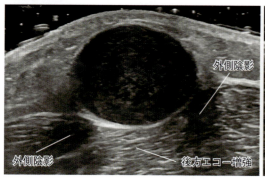

横断画像

外側陰影
外側陰影　後方エコー増強

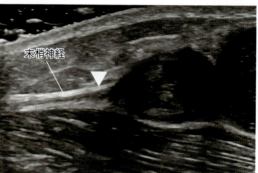

縦断画像

末梢神経

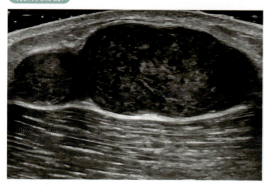

縦断画像

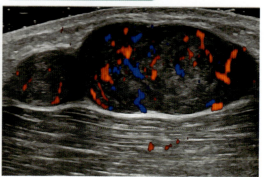

縦断画像（カラードプラ）

形状	境界部	内部エコー		血流	縦横比	最大深度	後方エコー	外側陰影	石灰化
		輝度	性状						
整	明瞭平滑	低	不均一	豊富（腫瘍内不規則）	0.54	17.5 mm	増強	あり	なし

　右下腿皮下組織内に40.9×19.6×14.9 mmの低エコー腫瘤を認める。形状は整で分葉状，境界は明瞭平滑である。内部エコーは不均一で病変内に豊富な血流シグナルがある。また，病変を注意深く観察すると末梢神経との連続性が確認できたため（矢頭），神経originの腫瘍が考えられる（動画27）。

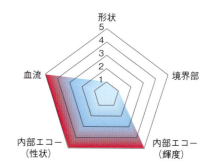

4. 四肢—3) 下肢

他の検査所見

MRI

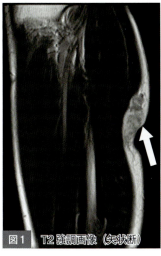

図1 T2強調画像（矢状断）

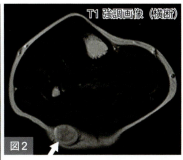

図2 T1強調画像（横断）

T2強調画像で辺縁高信号，中心部は不均一な高信号を認める（図1）。T1強調画像で低信号，拡散強調画像で高信号がみられる。筋肉や骨内に明らかな病変はない（図2）。

病理組織

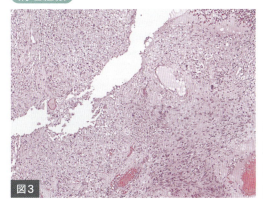

図3

紡錘形の腫瘍細胞が柵状配列を呈して増生している部位と，浮腫性変化や粘液腫状変化を背景に腫瘍細胞が疎に分布している部位が混在している（図3）。核分裂像はなく，免疫染色ではS-100陽性。MIB-1 indexは2％。

⚠ 今後の治療方針と注意点

神経鞘腫はSchwann細胞由来の良性腫瘍である。通常単発だが，神経線維腫症では多発する。腫瘍は皮内，皮下に弾性硬の球状あるいは数珠状に触れる。圧痛や放散痛を伴うこともある。まれに悪性化（悪性神経鞘腫）する。

治療は外科的切除で，圧排されている神経線維を損傷しないように慎重に摘出する。

第2章 実践編

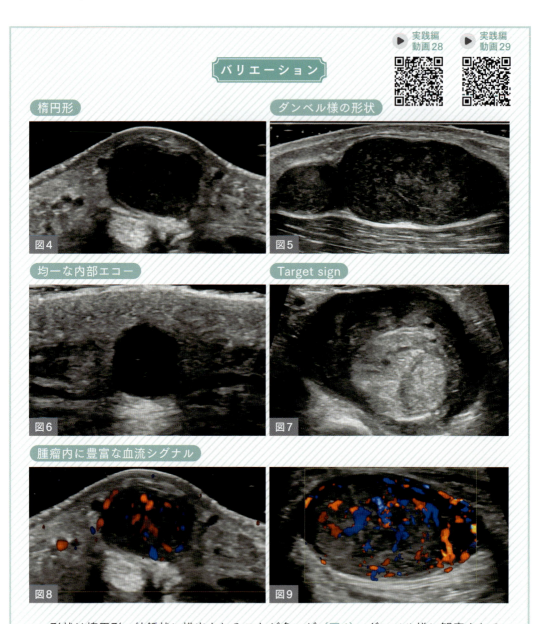

　形状は楕円形〜紡錘状に描出されることが多いが（図4），ダンベル様に観察される場合もある（図5, 146ページと同写真）。内部エコーについては，小さな病変では低エコーで比較的均一な所見を呈するが（図6），大きな病変では出血や囊胞変性をきたしやすいため，内部エコーは不均一になる（動画28）。また，辺縁が低エコーで中心部が高エコーを呈する"target sign"が特徴的な所見であると報告[1]されている（図7）。病変部を慎重に観察することにより末梢神経との連続性が確認できる場合もある（動画29）。多くの場合，腫瘤内の血流シグナルは豊富である（図8, 9）。

4. 四肢—3）下肢

エコーの有効度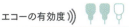

症例 35 皮膚線維腫

主訴 右大腿伸側の硬結（50歳，女性）

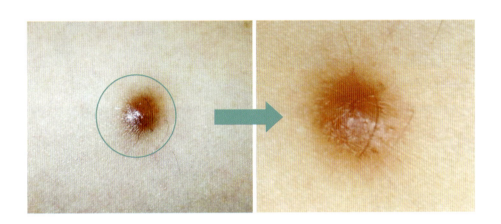

臨床のアプローチ

問診
- 約1年前より右大腿伸側皮膚に硬結がある。
- 徐々に増大する。

触診＆視診
- 隆起しない，単発の硬結である。
- 褐色調，9×8mm，高さ3mm，境界明瞭，弾性硬の硬結である。
- 圧痛はない。

鑑別
- 皮膚線維腫
- 悪性間葉系腫瘍（隆起性皮膚線維肉腫，未分化多形細胞肉腫）
- 皮膚筋線維腫
- 肉芽腫
- サルコイドーシス
- 限局性強皮症

エコーでここが知りたい！
- ✓ 皮膚腫瘤の深さ，辺縁を確認したい。
- ✓ 腫瘤内部の構造，血流状態を知りたい。
- ✓ 周囲の炎症の有無を知りたい。

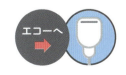

第2章　実践編

超音波検査所見

実践編動画30　実践編動画31

横断画像

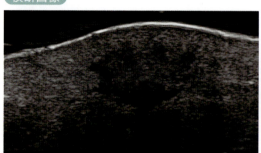

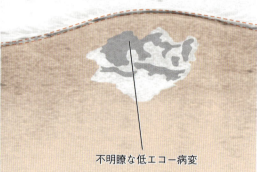

不明瞭な低エコー病変

縦断画像

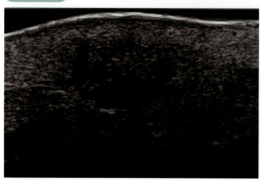

横断画像（エラストグラフィ）

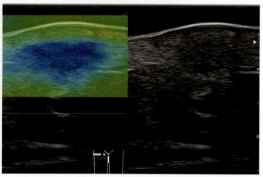

形状	境界部	内部エコー 輝度	内部エコー 性状	血流	縦横比	最大深度	後方エコー	外側陰影	石灰化
不整	不明瞭	低	不均一	わずか（線状）	0.48	4.0mm	不変	なし	なし

　右大腿部，真皮内に6.9×5.3×3.3mmの低エコー腫瘤を認める。形状は不整，境界は不明瞭である。表皮は肥厚し，病変は真皮から一部皮下脂肪組織にわたっている。内部エコーは不均一である。エラストグラフィにおいて病変部は青色を呈し，硬い腫瘤として検出される（動画30）。また，腫瘤内にわずかに線状の血流シグナルを認める（動画31）。

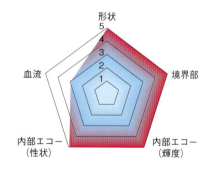

4. 四肢—3) 下肢

他の検査所見

ダーモスコピー

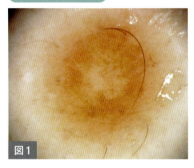
図1

中央には真皮の線維化を反映するcentral white patchがみられる（図1）。

病理組織

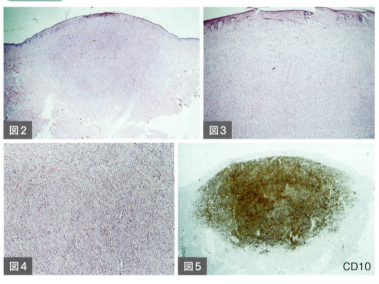
図2　図3　図4　図5　CD10

表皮は肥厚しメラニン顆粒を含む。真皮上層から下層にかけて周囲との境界がやや不明瞭な結節性病変で，紡錘形の線維芽細胞と膠原線維の増加からなる（図2〜4）。免疫染色ではCD68，factor XIIIa，CD10が陽性（図5），S-100，CD1aは陰性を示す。

⚠ 今後の治療方針と注意点

　皮膚線維腫は体幹・四肢にできる，淡褐色調〜常色の硬い皮膚腫瘍で，線維芽細胞，組織球と膠原線維が真皮内に塊状に増加する。真の良性腫瘍というより外傷，虫刺症などに対する反応性の変化を捉えることが多い。皮下組織を主座とする場合を含めて良性線維性組織球腫とよぶこともある。
　治療は外科的切除である。無症候性で増大傾向がなければ経過観察のみで治療を必要としない。

第2章　実践編

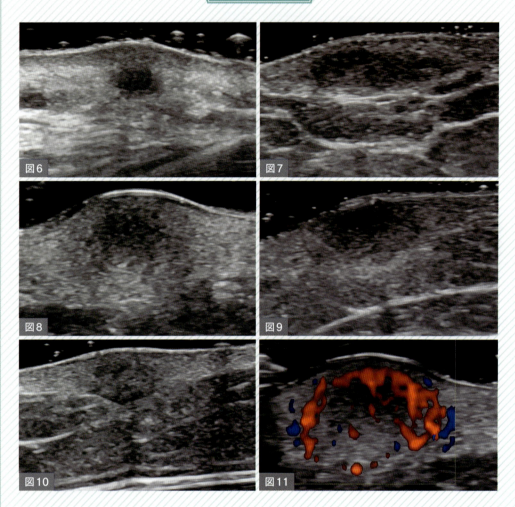

　皮膚線維腫は，組織学的に線維芽細胞様紡錘形細胞が真皮内に増殖し，不明瞭な束状の増殖を示すとされるため，エコーにおいては境界不明瞭な病変を示すことが多い（図6〜11）。腫瘤として捉えることが困難な症例も存在し，エラストグラフィが手助けになることもある。

4. 四肢—3）下肢

エコーの有効度

症例 36　ベーカー嚢腫

主訴　右下腿の浮腫（80歳，女性）

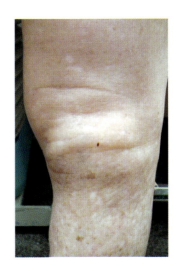

臨床のアプローチ

問診
- 2年ほど前より両膝関節痛があったが，自然に軽快した。
- 1年ほど前より右下腿に浮腫が出現，半年前より悪化してきた。

触診＆視診
- 右下腿に圧痕性浮腫がみられる。
- 右下腿近位1/3付近に熱感がある。
- 下腿径には左右差がある。

鑑別
- ベーカー嚢腫
- リンパ浮腫
- 血栓性静脈炎
- 深部静脈血栓症

エコーでここが知りたい！
- ☑ 関節部の質的評価を知りたい。
- ☑ 腫瘤性病変の有無を知りたい。
- ☑ 腫瘤内，周囲の血流の有無を知りたい。

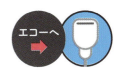

第2章　実践編

超音波検査所見

横断画像

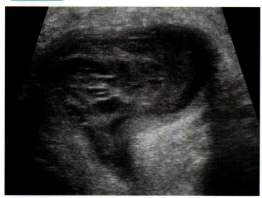
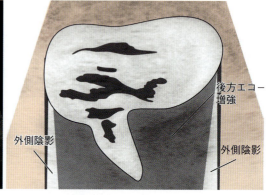

縦断画像　　　　　　　　**横断画像（カラードプラ）**

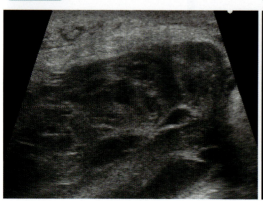
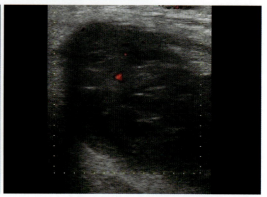

形状	境界部	内部エコー 輝度	内部エコー 性状	血流	縦横比	最大深度	後方エコー	外側陰影	石灰化
概ね整	明瞭平滑	混合性（低・無）	不均一	わずか（点状）	0.48	27.0mm	増強	あり	なし

　膝窩部内側に48.1×40.6×23.2mmの低エコー腫瘤を認める。形状は概ね整，境界は明瞭平滑である。内部エコーは不均一で一部無エコー域を認め，病変内部にわずかに血流シグナルを認める。後方エコーは増強しており，外側陰影を認める。
　エコー上は滑膜炎を伴うベーカー嚢腫を疑う。

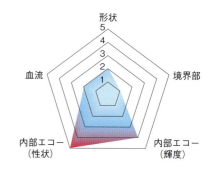

4. 四肢—3）下肢

コラム
〈深部静脈血栓症のエコー所見〉

深部静脈血栓症では，エコー輝度により血栓の時期を推定する。

急性期〜亜急性期血栓

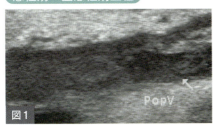
図1

血栓は血管内に充満し，静脈は動脈より拡張して観察される（図1）。プローブ圧迫により血管の変形を認めない。また，血栓のエコー輝度は低輝度を示し，遊離する可能性が高い。

慢性期血栓

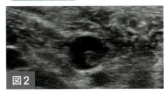
図2

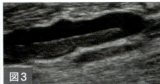
図3

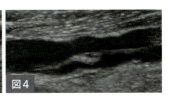
図4

時間経過により血栓は徐々に退縮し，エコー輝度は上昇する（図2〜4）。プローブ圧迫により血管が変形する。さらに退縮すると，索状血栓・線状高エコー・壁在血栓として観察される。

可動性

可動性のある血栓は（動画32, 33），肺血栓塞栓症を引き起こす可能性が高い。深部静脈血栓症の早期発見，早期治療による肺血栓塞栓症の予防が重要である。

実践編 動画32
実践編 動画33

⚠ 今後の治療方針と注意点

ベーカー嚢腫は，滑液が貯留し，膝関節から袋状に突出した嚢腫である。

滑液量が急速に増えて嚢腫が圧迫されると破裂して滑液が漏出し周囲に炎症がおこり，血栓性静脈炎様の症状が生じることがある。深部静脈血栓症や血栓性静脈炎，軟部腫瘍との鑑別のためにエコーやMRIが必要である。

治療は貯留した滑液を穿刺吸引し，長時間作用型ステロイドを注射する。

第2章 実践編

エコーの有効度)))

症例 37 エクリン汗孔腫

主訴 左膝内側の腫瘤（69歳，男性）

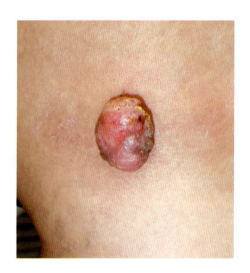

臨床のアプローチ

問診
- 約10年前から左膝内側に腫瘤があり，次第に増大してきた。
- 圧痛はない。

触診＆視診
- 左膝内側に24×19mmで有茎性の淡紅色〜常色の腫瘤がみられる。
- 表面に鱗屑を伴う。
- 境界は明瞭，弾性軟であり，可動性良好である。

鑑別
- エクリン汗孔腫
- 無色素性悪性黒色腫
- 毛細血管拡張性肉芽腫
- 皮膚付属器腫瘍

エコーでここが知りたい！
- ✓ 腫瘤内部の質的評価を知りたい。
- ✓ 腫瘤の存在部位や腫瘤の深さを知りたい。
- ✓ 腫瘤内および周囲の血流の有無を知りたい。

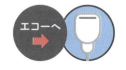

4. 四肢—3）下肢

超音波検査所見

実践編
動画34

横断画像

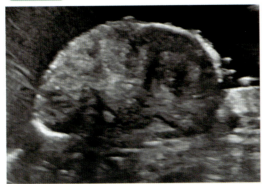
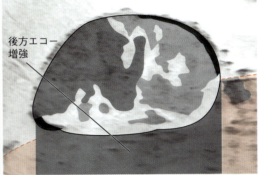

後方エコー
増強

縦断画像

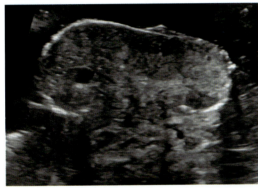
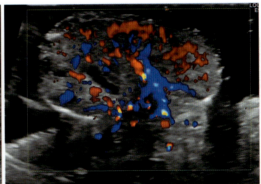

形状	境界部	内部エコー		血流	縦横比	最大深度	後方エコー	外側陰影	石灰化
		輝度	性状						
整	概ね明瞭平滑	高	不均一	豊富（腫瘤内樹枝状）	0.65	13.9mm	増強	なし	なし

　左膝内側に21.5×19.2×13.9mmの隆起性病変を認める。形状は整，境界は概ね明瞭であるが，茎と下床との境界は不明瞭である。内部エコーは不均一で，一部無エコー域が存在し，後方エコーは増強している。また，腫瘤内部には動脈性の血流シグナルを豊富に認める（動画34）。

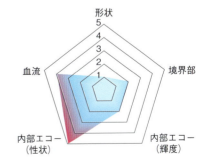

他の検査所見

病理組織

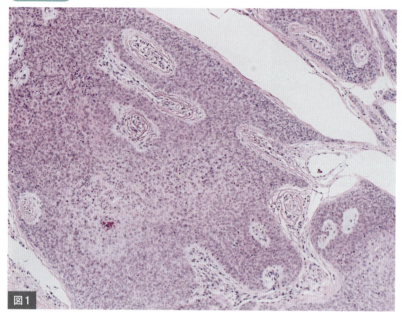
図1

　有茎性のポリープ状病変である。隆起部において、好酸性の細胞質をもった小円形単一なporoid cellが増殖する。一部で多核細胞や軽度の核異型を伴う。部分的に小管腔がみられる（図1）。分裂像はもっとも多いところで2個/10HPFである。周囲との境界は比較的明瞭である。

⚠ 今後の治療方針と注意点

　エクリン汗孔腫は、エクリン汗器官の表皮内導管由来の良性腫瘍である。広茎性または有茎性の小結節で、暗赤色で易出血性である。足底、手掌に好発するが、まれに四肢、体幹にも発症する。ほとんどが単発性で、中年以降の発症が多い。治療は切除である。まれに悪性化（エクリン汗孔癌）する。

4. 四肢—3) 下肢

バリエーション・鑑別疾患

エクリン汗孔腫（症例1）

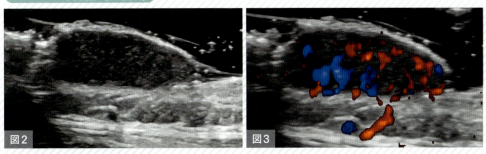

図2　図3

エクリン汗孔腫（症例2）

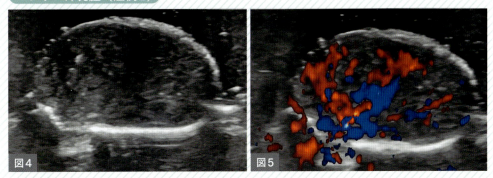

図4　図5

汗腺腫

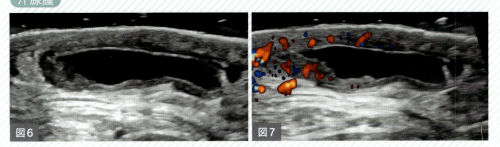

図6　図7

　エクリン汗管由来の腫瘍には病理組織学的構築によってeccrine poroma（エクリン汗孔腫），hidroacanthoma simplex, dermal duct tumor, hidradenoma（汗腺腫）などの疾患がある[1]。エクリン汗孔腫は表皮と連続して真皮内に索状に増生するため，皮膚表面から突出する（症例画像，図2～5）。汗腺腫は真皮から皮下組織にかけて結節・嚢腫様構造を呈する型であり，真皮の比較的深い部位に存在し皮膚表面へ突出しない（図6, 7）。結節性汗腺腫のエコー所見について，楕円形で境界明瞭，内部には充実性および嚢胞成分を含んでおり，血流シグナルを検出したと報告[2]されている。自験例でも豊富な血流シグナルが検出された（hypervascularity）。

159

第2章　実践編

エコーの有効度)))

症例 38　Bowen病

主訴　右下腿のびらんを伴う紅斑（57歳，女性）

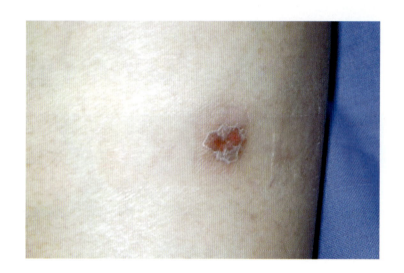

臨床のアプローチ

問診
- 約半年前から右下腿に紅斑が出現し，びらんを伴うようになった。
- 痒みはない。

触診＆視診
- 右下腿屈側に15×20mmの扁平に隆起した鱗屑を伴う紅褐色局面があり，中央には一部びらんを伴う。
- 辺縁は不整，境界は明瞭であり，皮下に硬結は触れない。

鑑別
- Bowen病
- 日光角化症
- 慢性湿疹
- 乾癬

エコーでここが知りたい！
- ☑ 紅褐色局面の深さと下床の状態を知りたい。
- ☑ 局面内と周囲の血流の有無を知りたい。

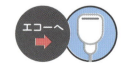

160

4. 四肢——3）下肢

超音波検査所見

横断画像

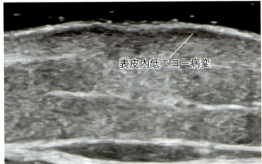

表皮内低エコー病変

縦断画像（カラードプラ）

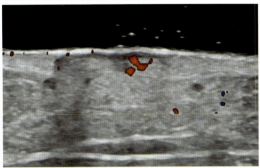

別症例1

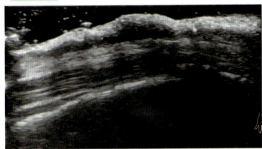

別症例2

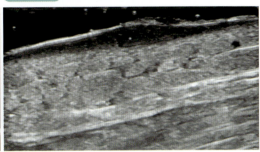

形状	境界部	内部エコー		血流	縦横比	最大深度	後方エコー	外側陰影	石灰化
		輝度	性状						
不整	明瞭粗雑	低	不均一	わずか（線状）	0.15	2.4mm	不変	なし	なし

　病変部は表皮が肥厚し，11.4×9.4×1.7mmの低エコー腫瘤を認める。形状は不整で，境界は明瞭粗雑である。内部エコーは不均一で，腫瘤内部には動脈性の血流シグナルを認める。エコー上は有棘細胞癌などが鑑別にあげられる。

　別症例のエコー画像を示す。腫瘤性病変として捉え難い症例が多く，表皮の肥厚や低エコー域として描出される。カラードプラでは病変内に血流シグナルが検出される症例が多い。

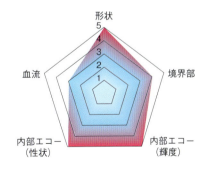

161

第 2 章　実践編

他の検査所見

ダーモスコピー

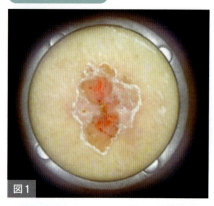
図1

鱗屑や痂皮に覆われた局面として描出され，中央に出血を伴う（図1）。

病理組織

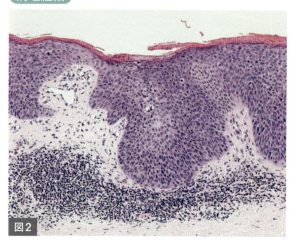
図2

表皮内に過角化や不全角化，異常角化（個細胞角化）および多核の異常角化細胞（clumping cell）がみられ，Bowen病の所見である（図2）。

⚠ 今後の治療方針と注意点

Bowen病は表皮内有棘細胞癌の一つである。紫外線やヒトパピローマウイルスが発症に関与する。多発する場合は，ヒ素摂取との関連性が高いとされる。

外科的切除が第一選択だが，凍結療法や抗悪性腫瘍薬外用（ブレオマイシンあるいはフルオロウラシル）も有効である。放置すると，有棘細胞癌に進行することがある。

4. 四肢―3）下肢

エコーの有効度))) 🔊🔊🔊

症例 39　皮膚動静脈奇形

主訴　右足底の疼痛を伴う皮下腫瘤（50歳，男性）

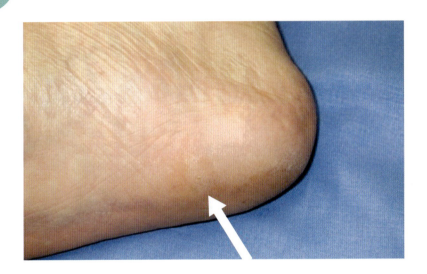

臨床のアプローチ

問診
- 約3カ月前から右足底に腫瘤を触れ，徐々に大きくなってきた。
- 歩行時などに痛みを伴う。

触診＆視診
- 右足底，踵よりやや内側に，常色で軽度隆起する直径10mm，弾性軟の腫瘤を認める。
- 圧痛がある。

鑑別
- 皮膚動静脈奇形
- 血管腫
- 表皮嚢腫
- 異物肉芽腫
- グロムス腫瘍

エコーでここが知りたい！
- ✓ 足底腫瘤の深さと大きさを知りたい。
- ✓ 腫瘤内の構造と周囲の血流の有無を知りたい。

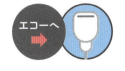

第2章 実践編

超音波検査所見

実践編
動画35

横断画像

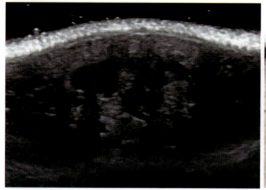
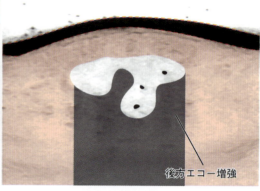

後方エコー増強

縦断画像

縦断画像（カラードプラ）

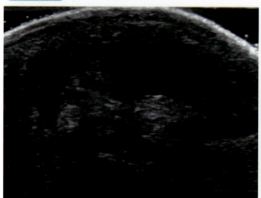
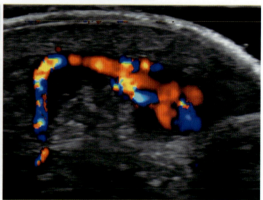

形状	境界部	内部エコー 輝度	内部エコー 性状	血流	縦横比	最大深度	後方エコー	外側陰影	石灰化
概ね不整	不明瞭	低	不均一	豊富（腫瘤内樹枝状）	0.35	7.7mm	増強	なし	なし

　右足底の皮下組織層内に13.4×10.1×4.7mmの不規則な低エコー領域を認める。形状は概ね不整，境界は不明瞭である。低エコー域は蛇行した管腔構造物様で，カラードプラで豊富な血流シグナルが検出され（動画35），パルスにより動脈血流波形を呈する。また病変内部には高輝度エコーが検出され，血栓形成が示唆される。

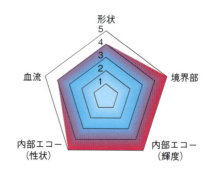

他の検査所見

MRI

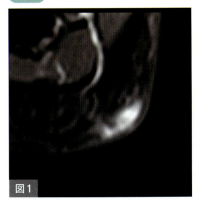

図1

右足底皮下病変（15×6×7mm）はT2強調画像で高信号域のなかに限局した無信号域を認める。MRIで速い血流はflow voidとして無信号に描出される（図1）。全体が速い血流の動脈瘤とは考えにくいが，balanced TFE（turbo field echo）では高信号が主体であり，動脈瘤の可能性は残る。

病理組織

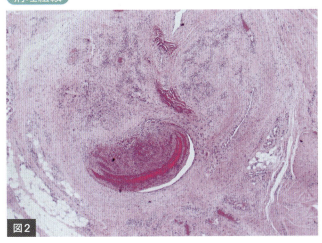

図2

真皮深部から皮下脂肪組織にかけて，静脈型〜毛細血管型，動脈型の血管が混在しながら増生し，動脈とも静脈ともつかない奇形的な血管成分を含み，動静脈奇形に相当する所見である（図2）。

⚠ 今後の治療方針と注意点

動静脈吻合による血管腫である。中高年の四肢末端，あるいは口唇に多く，暗紅色丘疹や結節を呈する。拍動や振戦を触れることがあり，治療は外科的切除を行う。

第 2 章　実践編

バリエーション

症例1

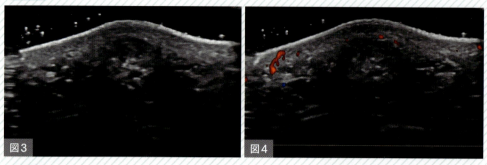

図3　　　　　　　　　図4

症例2

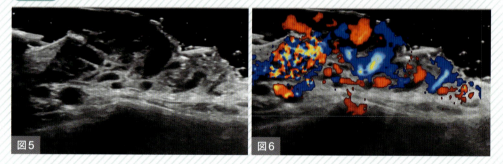

図5　　　　　　　　　図6

　皮膚動静脈奇形は，真皮浅層での成熟した毛細血管が拡張し集簇した血管病変であり，病変内部は無エコーで低流速な血流シグナルが検出される（図3〜6，動画36）。

　脈管病変には，多様な病変が混在していることから，The International Society for the Study of Vascular Anomalies（ISSVA）は脈管異常の系統的分類に取り組み，2014年に新ISSVA分類を発表した。

　脈管性腫瘍は，良性群・境界群・悪性群の3つに分類され，脈管奇形は，単純型・混合型・主幹型・関連症候群の4つに分類されている。単純型は主たる脈管成分によって，毛細血管奇形（capillary malformation；CM），静脈奇形（venous malformation；VM），リンパ管奇形（lymphatic malformation；LM）および動静脈奇形（arteriovenous malformation；AVM）に分かれる[1]。

実践編
動画36

4. 四肢—3）下肢

エコーの有効度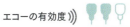

症例 40 血管平滑筋腫

主訴 右足底の皮下腫瘤（67歳，男性）

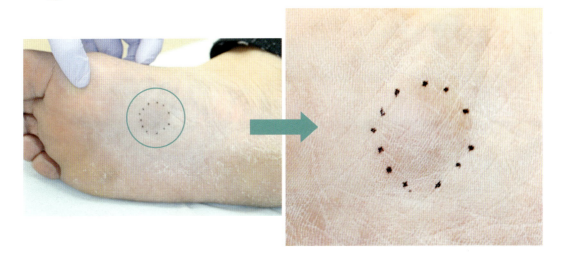

臨床のアプローチ

問診
- 1カ月前に右足底の皮下腫瘤に気づく。
- 圧痛はない。

触診＆視診
- 右足底に軽度隆起した皮下腫瘤を認める。
- 皮膚表面は常色である。
- 腫瘤は弾性で，圧痛はない。

鑑別
- 血管平滑筋腫
- グロムス腫瘍
- 結節性筋膜炎
- エクリンらせん腺腫

エコーでここが知りたい！
- ✓ 結節の形，大きさを知りたい。
- ✓ 結節内部の血流の有無を知りたい。
- ✓ 周囲組織との位置関係を知りたい。

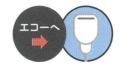

第2章　実践編

超音波検査所見

横断画像

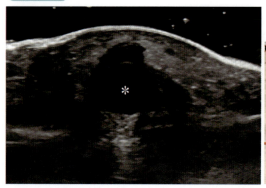

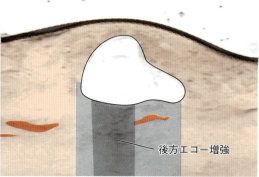

後方エコー増強

縦断画像

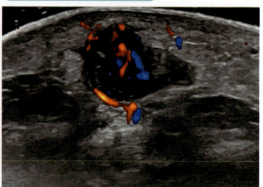

横断画像（カラードプラ）

形状	境界部	内部エコー 輝度	内部エコー 性状	血流	縦横比	最大深度	後方エコー	外側陰影	石灰化
概ね整	明瞭平滑	低	均一	豊富（腫瘤内不規則）	0.68	10.3mm	増強	なし	なし

　右足底の皮下組織層内に11.7×11.2×8.0mmの低エコー腫瘤を認める（＊）。形状は分葉状で境界は明瞭平滑である。内部エコーは均一であり、病変内に豊富な血流シグナルを認める。後方エコーは増強しているが、外側陰影はみられない。

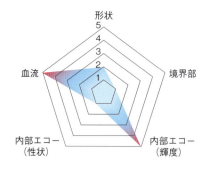

他の検査所見

MRI

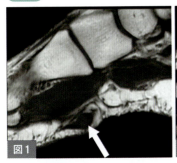
図1

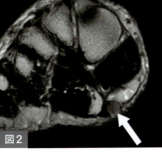
図2

右足底部皮下に（図1），T2強調画像にてやや高信号を呈する腫瘤を認める（図2）。深部皮下組織に位置し，足底腱膜に広く接している（図1）。

病理組織

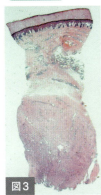
図3

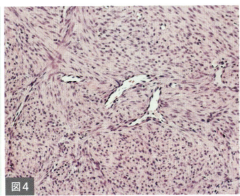
図4

真皮深層に境界明瞭な結節性病変を認める（図3）。好酸性胞体を有する紡錘形細胞が束状配列を示し，錯綜しながら増殖している。拡張した小血管を取り囲むように渦状に配列している（図4）。核異型は認めない。

⚠ 今後の治療方針と注意点

血管平滑筋腫は四肢に好発する単発の皮下結節で，皮膚あるいは皮下の小静脈に由来し，豊富な血管と血管中膜より生じる平滑筋が腫瘍性に増殖した良性腫瘍である。通常有痛性であるが，本症例では疼痛はなかった。治療は外科的切除であり，全摘されていれば，再発や悪性化はほとんどみられない[1]。

血管平滑筋腫の鑑別疾患は，有痛性の皮下結節を呈する疾患である結節性筋膜炎，グロムス腫瘍，エクリンらせん腺腫があげられる。

本症例はMRI画像では結節性筋膜炎が疑われた。結節性筋膜炎は圧痛や自発痛を伴う単発性の常色皮下結節で，青壮年の四肢に好発する。外的刺激による間葉系細胞の反応性増殖であり，皮下組織から浅在性筋膜にかけて発症する。病理組織学的に皮下に膠原線維の増生と線維芽細胞の増殖を認める[2]。エコー所見は鑑別に有用で，結節性筋膜炎は境界不明瞭であるが，血管平滑筋腫は境界明瞭である[3]。

第2章　実践編

バリエーション

Bモード

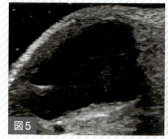
図5

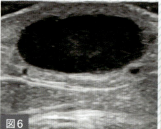
図6

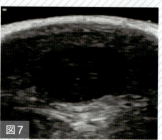
図7

エラストグラフィ

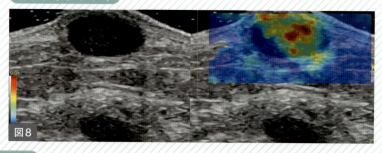
図8

カラードプラ

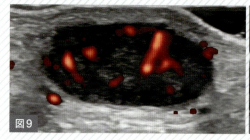
図9

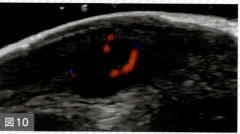
図10

　自験例ではいずれの症例も，形状は分葉状や楕円形を呈し，内部エコーは低エコーで均一であった（図5～7）。エラストグラフィによる硬さの評価では，比較的硬い腫瘤であることを示している（図8）。血流評価については，腫瘤内部に豊富な血流シグナルを検出するものから（図9，動画37），線状にわずかに検出するものまでさまざまである。（図10）。Zhangら[4]による血管平滑筋腫のエコー所見の検討では，9割以上の腫瘤において形状は楕円形，内部エコーは低エコーで均一，境界明瞭で石灰化は伴わなかった。血流シグナルは約6割で検出せず，残りの4割は軽度～中等度までさまざまであった。また，85％が20mm以下の腫瘤であり，75.8％が真皮に近い表層に存在したことから，真皮層内の毛細血管から発生するのではないかと考察している。

4. 四肢—3) 下肢

エコーの有効度)))

症例 41 | 爪下外骨腫

主訴 右第Ⅱ趾の爪下腫瘤（15歳，女性）

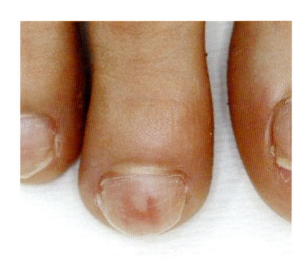

臨床のアプローチ

問診
- 半年前より右第Ⅱ趾尖端の疼痛を自覚していた。
- 疼痛が続くため受診した。

触診＆視診
- 右第Ⅱ趾の爪下に直径2〜3mmの硬い腫瘤を認める。
- 圧痛・自発痛がある。

鑑別
- 爪下外骨腫
- グロムス腫瘍
- 後天性爪囲被角線維腫

エコーでここが知りたい！
- ✓ 腫瘤の形，大きさを知りたい。
- ✓ 腫瘤内部の血流の有無を知りたい。
- ✓ 周囲組織，特に末節骨との連続性の有無を見たい。

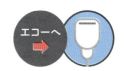

171

第 2 章　実践編

超音波検査所見

横断画像

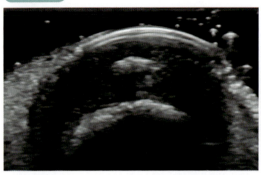

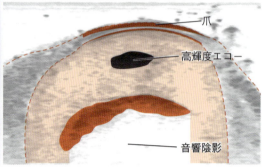
爪
高輝度エコー
音響陰影

縦断画像

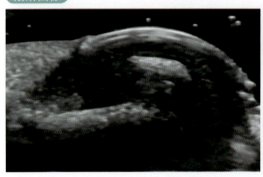

縦断画像（カラードプラ）

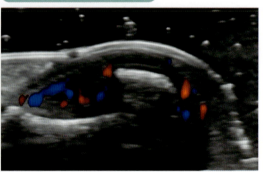

形状	境界部	内部エコー		血流	縦横比	最大深度	後方エコー	外側陰影	石灰化
		輝度	性状						
不整	評価不能	評価不能	評価不能	周囲	評価不能	評価不能	消失	なし	あり

　右第Ⅱ趾末節骨の骨ラインの不整と6.7×4.5mmの隆起を認める。また，骨隆起部の周囲にはわずかに血流シグナルを検出するが，遠位趾節関節に滑膜肥厚や関節滑膜炎の所見はない。以上の所見より爪下の外骨腫を疑った。

　エコーは簡便で低侵襲的な検査であり，高分解能で観察できることから表在や軟部腫瘍の検査に非常に有用であるが，特に，爪下など視触診が困難な部位には一層威力を発揮する。

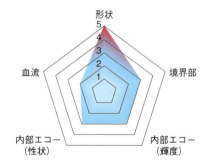

他の検査所見

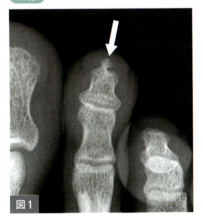

X線

右第Ⅱ趾の末節骨から突出する米粒大の骨性隆起がみられる（図1）。

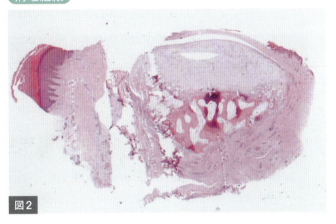

病理組織

真皮内に硝子軟骨組織を認め，深部で骨組織へ移行している（図2）。

⚠ 今後の治療方針と注意点

爪下外骨腫は10，20歳代の第Ⅰ趾に好発する骨性増殖である。末節骨より発生し，約80％は第Ⅰ趾に生じる。臨床的には爪甲下あるいは爪囲に，表面が平滑か，角化した結節で硬く触知する。自発痛や圧痛を伴う。単純X線画像で末節骨の骨皮質から連続する骨成分の突出を認めるため，診断は容易である[1)～3)]。エコーでも末節骨から連続する高エコー病変として描出されるため，グロムス腫瘍や後天性爪囲被角線維腫と鑑別が可能である。

本症例は臨床像，画像所見から爪下外骨腫と考え，爪下の骨様隆起部を削るように摘出した。

病理組織所見も，爪下外骨腫として矛盾しない所見であった。

爪下外骨腫の治療は切除が基本である。爪床や爪母の損傷により術後に爪の変形を生じることがあり，注意が必要である。

第 2 章　実践編

> バリエーション

骨皮質（高エコーライン）の不整像

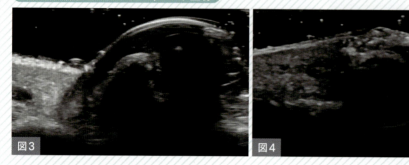

図3　図4

多彩な所見を呈するカラードプラ

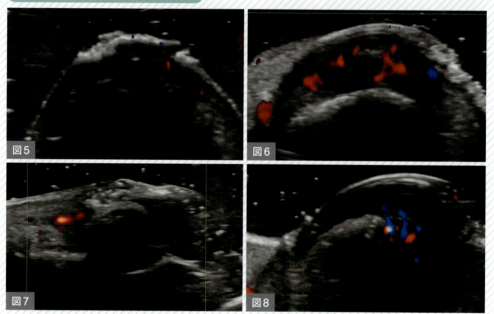

図5　図6

図7　図8

　外骨腫のエコー所見は，遠位指節骨の骨端から突出し膨らんでいる高エコーの帯状または線状構造として描出される（図3, 4, 動画38）。また，長期にわたる炎症の過程として顕著な低エコー，肥厚および血流の増加もみられることがある[4]（図5〜8）。

▶ 実践編
　動画38

174

4. 四肢—4) 鼠径部

エコーの有効度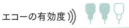

症例 42 転移性リンパ節腫大

主訴 左鼠径部のリンパ節腫脹（37歳，女性）

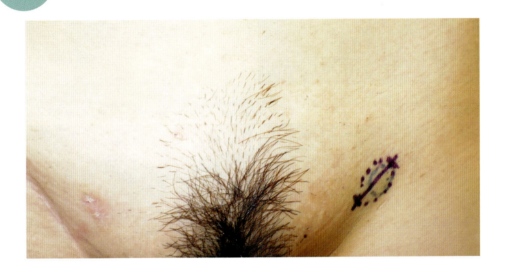

臨床のアプローチ

問診（現病歴）
- 右足原発の悪性黒色腫で，右鼠径リンパ節郭清術後の経過観察中に出現した左鼠径リンパ節腫脹である。
- 圧痛はない。

触診＆視診
- 直径15mmの皮下腫瘤であり，表皮とも下床とも可動性は良好である。
- 弾性硬だがソラマメのような長細い形状で辺縁は平滑である。

鑑別
- 転移性リンパ節腫大
- 反応性リンパ節腫大
- 化膿性リンパ節炎

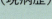 エコーでここが知りたい！
- ✓ リンパ節の形状が保たれているかを知りたい。
- ✓ リンパ門の消失の有無を確かめたい。
- ✓ リンパ節周囲の血流の評価を行いたい。

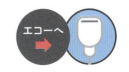

175

第2章　実践編

超音波検査所見

横断画像

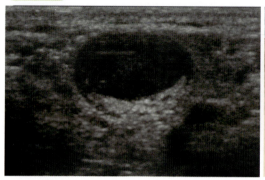
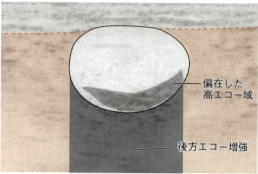

偏在した高エコー域
後方エコー増強

縦断画像

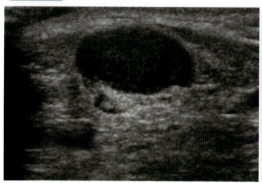

縦断画像（カラードプラ）

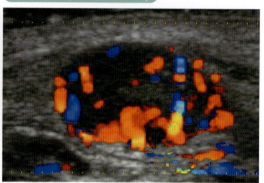

形状	境界部	内部エコー		血流	縦横比	最大深度	後方エコー	外側陰影	石灰化
		輝度	性状						
整	明瞭平滑	低	均一	豊富（腫瘤内不規則）	0.51	10.9 mm	増強	なし	なし

　左鼠径部の皮下組織内に16.3×14.8×8.4 mmの低エコー腫瘤を認める。腫瘤の形状は整，境界は明瞭平滑である。内部エコーは非常に均一であり，後方エコーは増強する。内部には偏在した高エコー域がある。また，カラードプラによる血流評価では，腫瘤内に不規則に流入する豊富な血流シグナルを認め，転移性のリンパ節腫大を疑う。

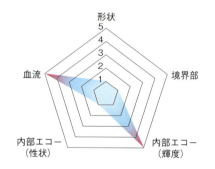

他の検査所見

摘出標本

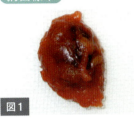

図1　黒色の腫瘍が脂肪組織の下に透けて見える（図1）。

病理組織

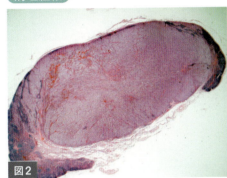
図2

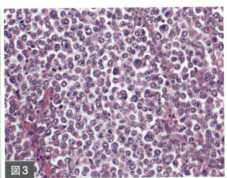
図3

形状は楕円形を保っているが，正常のリンパ節構造は左右辺縁に圧排され，9割以上が腫瘍細胞に置き換わっている（図2, ×2）。明瞭な核小体を有する不揃いな大型腫瘍細胞が増生し浸潤している（図3, ×400）。

⚠ 今後の治療方針と注意点

転移性リンパ節腫大の治療は原疾患によって異なる。

皮膚科領域でリンパ節が腫大する疾患は多岐にわたる（表1）が，そのなかでリンパ節転移を疑うエコー像は主に以下の5つがあげられる。
① 形態が楕円形より球形に近い
② 辺縁が不整
③ リンパ門が消失し，2層構造が消失
④ リンパ節内部に圧排された血管像や散在性の血管像
⑤ リンパ節の辺縁に沿って血管が走行

表1　リンパ節腫脹をきたす疾患

1. 感染症
1）ウイルス性：伝染性単核球症，風疹，麻疹，流行性耳下腺炎など
2）細菌性：化膿性リンパ節炎，猫ひっかき病
3）結核性，梅毒，トキソプラズマなど
2. 感染症以外による反応性
1）自己免疫疾患：全身性エリテマトーデス，関節リウマチ，Sjögren症候群など
2）その他：サルコイドーシス，薬剤性リンパ節炎，IgG4関連疾患，紅皮症，皮膚病性リンパ節症など
3. 腫瘍性
1）リンパ節原発：Hodgkinリンパ腫，B細胞リンパ腫など
2）リンパ節転移：癌腫，白血病，多発性骨髄腫
4. 脂質代謝異常，内分泌疾患
Gaucher病，甲状腺機能亢進症など

第2章 実践編

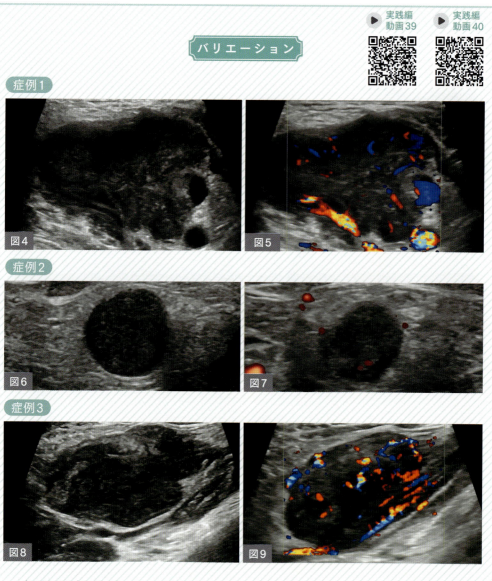

　転移性腫瘍細胞が，リンパ管を通してリンパ節に侵入すると，リンパ門から離れた末梢領域に転移巣が形成される。転移巣の増大により，転移巣を囲む血流または局所的な血流が現れる。その後，リンパ節の被膜にも血流が出現する。リンパ節全体が転移巣に置き換わった場合，リンパ門を通る血流は特定できなくなる[1]。転移巣がある程度以上大きくなり被膜外浸潤をきたすと，リンパ節は形状不整，境界不明瞭となり浸潤する部分の血流が亢進する[2]。エコーでは不整形で血流の豊富な腫瘤（図4，5，動画39）から円形で血流シグナルをほぼ認めないもの（図6，7）までさまざまである。図8，9は腋窩のリンパ節腫大の症例で病変部と神経の連続性がみられ（動画40），神経浸潤を示した。

4. 四肢—4) 鼠径部

エコーの有効度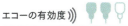

症例 43 内転筋挫傷

主訴 右鼠径部から大腿部内側の腫瘤（14歳，男性）

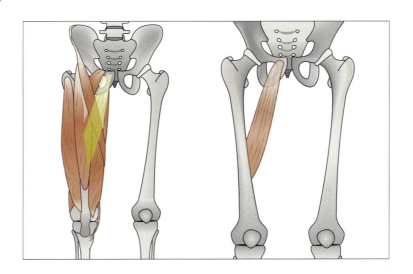

臨床のアプローチ

問診
- 2カ月前より，右鼠径部から大腿内側が腫脹し，硬結を触れる。
- ボールを蹴ったり，ストレッチをしたりすると痛みを感じる。

触診＆視診
- 右鼠径部から大腿内側に一部表面平滑，半球状の皮下腫瘤を形成する。
- 皮膚表面は常色である。
- 圧痛はない。

鑑別
- 内転筋挫傷
- リンパ節腫脹

エコーでここが知りたい！
- ✓ 腫瘤はリンパ節の構造を認めるか，見たい。
- ✓ 腫瘤のある位置（皮下か，筋層内か）を確かめたい。
- ✓ 腫瘤内部に血腫があるか確かめたい。

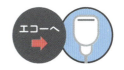

179

第2章　実践編

超音波検査所見

横断画像

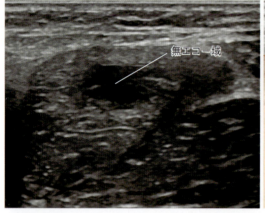

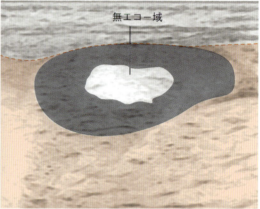

縦断画像

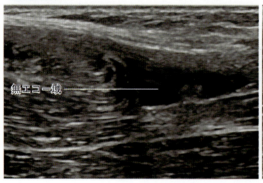

縦断画像（カラードプラ）

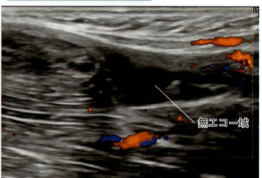

形状	境界部	内部エコー		血流	縦横比	最大深度	後方エコー	外側陰影	石灰化
		輝度	性状						
評価不能	評価不能	無	均一	周囲	評価不能	評価不能	不変	なし	なし

　鼠径部に有意なリンパ節腫大や腫瘤性病変はみられなかった。

　腫瘤触知部位の遠位側，筋層内にはecho free space（無エコー域）を認める。筋内を走行する線状高エコー（筋線維）について連続性の途絶がみられる（動画41, 42）。また，無エコー域の周囲には豊富な血流シグナルが検出された。以上の所見より，腫瘤様に触知する部位は筋の断端部と考えて筋断裂，内転筋挫傷と判断した。

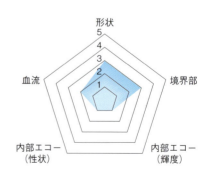

他の検査所見

MRI

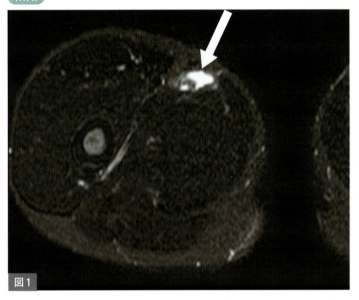

図1

右長内転筋に液貯留があり，T1強調画像では淡い高信号がみられ，血腫を疑う（図1）。

⚠ 今後の治療方針と注意点

筋挫傷は，筋への強い鈍的な外力（打撲）により発症する筋の損傷であり，サッカーやラグビーなどのスポーツ外傷や，高齢者の転倒などで生じる。好発部位は大腿部で，損傷部の疼痛や腫脹，重症では膝関節の屈曲制限も生じる[1]。本症例は鼠径部近くの皮下腫瘤であり，鑑別疾患としてリンパ節腫脹もあがる。慢性期の筋挫傷のエコー所見では，低輝度の血腫を観察できるとされており，リンパ節腫脹とは容易に鑑別できる。

受傷直後～48時間以内はRICE処置［R: Rest（安静），I: Icing（冷却），C: Compression（圧迫），E: Elevation（挙上）］を行う。軽症の場合はRICE処置のみで，数日で腫脹や疼痛は改善する。重症では膝関節の屈曲制限を生じることがあり，疼痛のない範囲でリハビリテーション[2]により関節可動域を改善する。

第2章　実践編

> 鑑別疾患

転移性リンパ節腫大

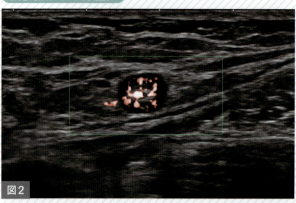

図2

ヘルニア

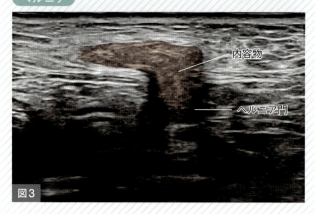

内容物
ヘルニア門

図3

　本症例は当初鼠径部のリンパ節腫大を疑われエコーを施行した。内転筋断裂ではアキレス腱断裂や肩の腱板断裂に比べて痛みが弱く，日常生活レベルでは支障がないことがあり，本症例のように医療機関への受診が遅れるケースも少なくない。
　鼠径部に触知する腫瘤として遭遇する頻度が多いものはリンパ節腫大（図2）やヘルニア（図3）である。リンパ節腫大は形状や血流などを注意深く観察することにより，反応性リンパ節腫大か，転移性リンパ節腫大なのかがある程度鑑別可能である。また，エラストグラフィなどで硬さを評価できると良性悪性の判断に有用である。ヘルニアは内容物の流動性やヘルニア門からの連続性を観察することにより容易に診断できる。

5. 関節

エコーの有効度

症例 44 足趾滑液包炎

主訴 右第Ⅲ, Ⅳ趾の腫脹と圧痛（39歳, 女性）

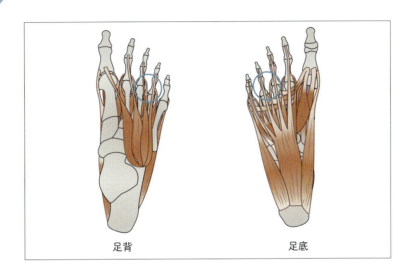

足背　　　　　　　足底

臨床のアプローチ

問診
- 4年前から関節リウマチ。サラゾスルファピリジン, プレドニゾロン, ブシラミンなどで治療されていたが, 最近1年は投薬なしで経過良好である。
- 4カ月前に右足趾を捻挫してから, 痛みが続いている。

触診＆視診
- 右第Ⅲ, Ⅳ趾MTP関節（中足趾節間関節）に腫脹, 圧痛がある。

鑑別
- 足趾滑液包炎
- ガングリオン
- 表皮嚢腫

エコーでここが知りたい！
- ✓ 関節部の質的評価を知りたい。
- ✓ 腫瘤性病変の有無を知りたい。
- ✓ 腫瘤内, 周囲の血流の有無を知りたい。

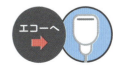

183

第 2 章　実践編

▶ 実践編 動画 43　　▶ 実践編 動画 44

超音波検査所見

縦断画像（パワードプラ；第Ⅲ趾MTP関節）
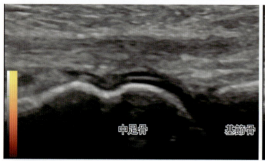
中足骨　基節骨

縦断画像（パワードプラ；第Ⅳ趾MTP関節）
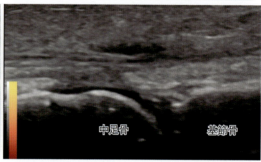
中足骨　基節骨

横断画像（第Ⅲ～Ⅳ趾間MTP関節）
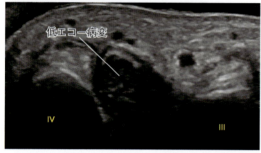
低エコー病変
Ⅳ　Ⅲ

横断画像（パワードプラ；第Ⅲ～Ⅳ趾間MTP関節）
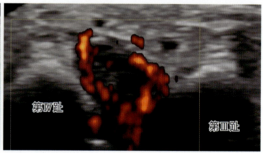
第Ⅳ趾　第Ⅲ趾

形状	境界部	内部エコー 輝度	内部エコー 性状	血流	縦横比	最大深度	後方エコー	外側陰影	石灰化
整	明瞭平滑	低	不均一	豊富（腫瘤内不規則）	0.89	13.0 mm	不変	なし	なし

　足趾MTP関節に明らかな滑膜肥厚および滑膜炎はないが, 第Ⅲ趾と第Ⅳ趾間に9×8×8mmの低エコー病変を認める（動画43）。豊富な血流シグナルを伴い滑液包炎と考える（動画44）。

　足趾の滑液包炎は関節リウマチ患者だけでなく, ハイヒールを履く女性などにもよくみられるcommon diseaseである。リウマチ患者の足趾滑液包炎についてエコーでもっともよく検出される部位は4/5MTP関節で61.1％, 次いで3/4 MTP関節で40.3％であった[1)]。足趾の滑液包炎は比較的円形で低エコーとして描出され, 豊富な血流シグナルを伴う。足趾間に存在する滑液包の認識がないと腫瘤性病変と間違ってしまうため注意が必要である。

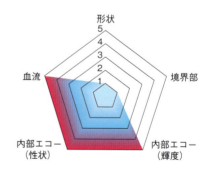

5. 関節

他の検査所見

`X線`

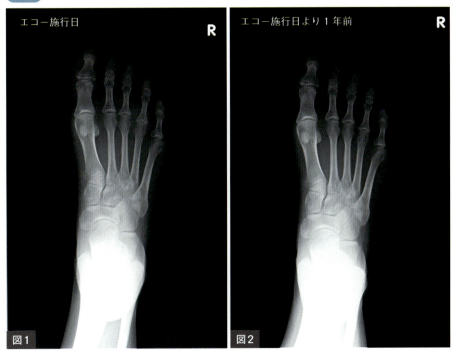

図1　エコー施行日
図2　エコー施行日より1年前

　骨びらんや関節裂隙の狭小化は認めない（図1）。また，1年前のX線写真と比較しても関節破壊の進行は認めない（図2）。

⚠ 今後の治療方針と注意点

　滑液包は関節の周囲にある袋で，関節の動きを滑らかにする働きをもつ。
　滑液包炎は度重なる圧迫や過剰な摩擦，打撲や捻挫などの外傷によっておこることが多いが，関節リウマチや細菌感染によるものもある。
　治療は，滑液包内の洗浄，ステロイド注入や滑液包の摘出などがある。

第2章　実践編

エコーの有効度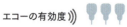

症例 45　ガングリオン

| 主訴 | 左手関節部の皮下腫瘤（76歳，女性） |

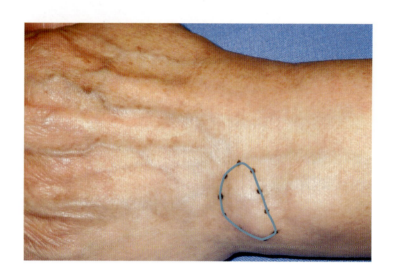

臨床のアプローチ

問診
- 数年前から左手関節部皮下に腫瘤性病変があった。
- 徐々に増大してきた。
- 自覚症状はない。

触診＆視診
- 左手関節部に22×17mmの弾性軟の皮下腫瘤を認める。
- 皮膚色は常色である。

鑑別
- ガングリオン
- 滑膜炎
- 粉瘤

エコーでここが知りたい！
- ✓ 腫瘤の形，大きさを見たい。
- ✓ 腫瘤は充実性か，囊腫状かを確かめたい。
- ✓ 周囲組織との関連，特に腱や関節腔との連続性があるかを確認したい。

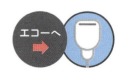
エコーへ

186

5. 関節

超音波検査所見

縦断画像

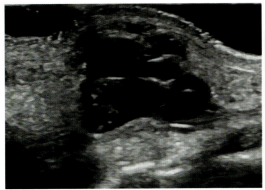
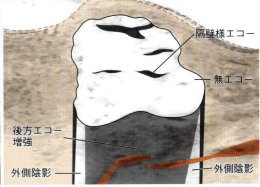

横断画像

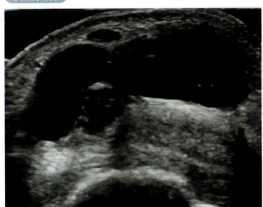

横断画像（カラードプラ）

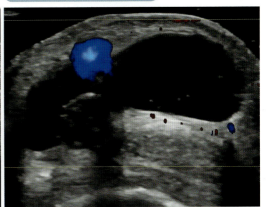

形状	境界部	内部エコー		血流	縦横比	最大深度	後方エコー	外側陰影	石灰化
		輝度	性状						
整	明瞭平滑	無	均一	なし	0.39	7.5mm	増強	あり	なし

　左手関節に 17.4×10.9×6.8mm の無エコー腫瘤性病変を認める。形状は整で分葉状，境界は明瞭平滑である。隔壁様エコーを認める。腫瘤内に明らかな血流シグナルは検出されず，動脈瘤などの血管性病変は否定できる。病変と手関節内との連続性は確認できないが，尺側手根伸筋腱に接して描出されることからガングリオンと考える。

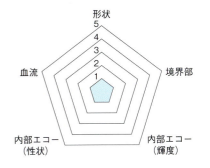

第2章 実践編

他の検査所見

穿刺後

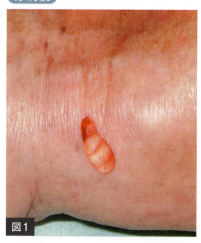
図1

穿刺後に内腔より透明なゼリー状内容物が排出された（図1）。

⚠ 今後の治療方針と注意点

　ガングリオンは関節付近に生じる囊腫状の皮下腫瘤である。手関節背部や手掌のガングリオンは関節包由来で，手指基部に小さい皮下腫瘤として認められるものは腱鞘由来である。関節包由来のものは全身の関節近くに出現しうるが，そのなかでも手関節部に好発する。腫瘤が周囲の神経を圧迫すると疼痛やしびれを生じる。病理組織学的には結合組織性被膜で覆われた囊腫を形成する[1]。エコーでは囊腫内は無エコー領域として描出される。診断は穿刺で透明なゼリー状内容物を確認する。穿刺後1，2カ月は圧迫する。しかし再発も多く，その都度穿刺を行うことが多い。疼痛やしびれなどの症状がある場合は，手術治療を行う。取り残しのないように，関節包あるいは腱鞘組織も含めて，切除することが重要である。

　滑液包炎は肘頭や足関節部など滑液包が存在する部位に波動を触れる軟らかい腫瘤を形成する。穿刺をすると淡黄色調の透明な液体を吸引する[2]。本症とは，触診や穿刺所見で鑑別可能である。

　粉瘤は頭頸部，体幹上部，臀部などに好発する皮内あるいは皮下の囊腫で，囊腫壁は重層扁平上皮からなり，内腔に粥状物と表現される角化物が充満している[3]。本症とは穿刺所見やエコー所見で鑑別は容易である。

5. 関節

実践編
動画45

バリエーション・鑑別疾患

傍関節唇嚢胞

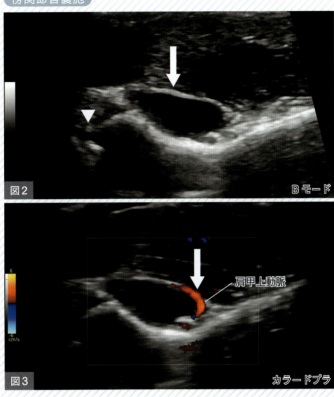

図2　Bモード

図3　カラードプラ　肩甲上動脈

　傍関節唇嚢胞は関節唇損傷を高率に合併しているため，関節唇断裂部から関節液が漏出してできるとするone-way valve mechanismが成因の一つとされる。また，肩甲上神経が腕神経叢上幹より分かれて後外方に走り，上肩甲横靱帯の下をくぐって肩甲切痕を通過することから肩甲上神経麻痺を引き起こすことがあるため注意が必要である。図2は上方関節唇損傷（superior labrum anterior and posterior lesion；SLAP）に併発した傍関節唇嚢胞（図2矢印）の症例である。傍関節唇嚢胞の治療には，CT・エコーガイド下穿刺や関節鏡視下切除，直視下切除などさまざまな手法があるが，近年，再発防止の観点から，損傷関節唇の修復の重要性が報告されている。エコーは連絡孔を描出・同定（図2矢頭，動画45）し，血管や神経との位置関係も確認できるため（図3矢印），術前評価に非常に有用である。

第2章 実践編

エコーの有効度)))

症例 46 乾癬性関節炎

主訴 右環指の腫脹，圧痛（66歳，女性）

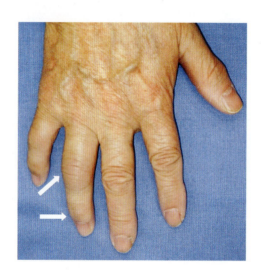

臨床のアプローチ

問診
- 約20年前より頭皮や肘頭に鱗屑，紅斑があり，尋常性乾癬と診断された。
- インフリキシマブで治療を行っていたが，悪性腫瘍が見つかり中止した。
- その3カ月後に皮疹の悪化と手指関節痛が出現した。

触診＆視診
- 右環指全体の腫脹とDIP，PIP関節部の圧痛がある。
- 腫脹と疼痛で屈曲制限がある。

鑑別
- 乾癬性関節炎
- 関節リウマチ
- 変形性関節症

エコーでここが知りたい！
- ☑ 炎症所見（血流増加）の局在（腱付着部 or 滑膜）を知りたい。
- ☑ 骨表の骨びらんの有無を見たい。

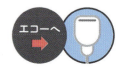

5. 関節

超音波検査所見

縦断画像

縦断画像（パワードプラ）

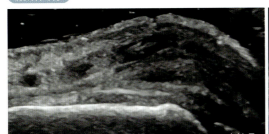
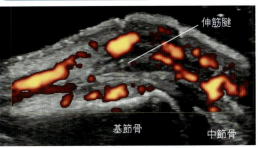

　近位指節間関節内の滑膜肥厚に一致したパワードプラシグナルを認めるが軽度である。一方，伸筋腱周囲は高度に低エコーを呈しており，それに一致する豊富な血流シグナルを認める（peritendon extensor tendon inflammation；PTIパターン）。

鑑別疾患

関節リウマチ（左第Ⅴ趾MTP関節，縦断画像）

乾癬性関節炎（右環指PIP関節，縦断画像）

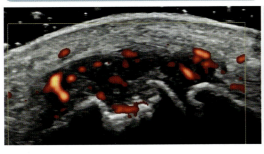
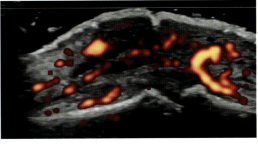

　エコーはパワードプラなどのドプラによって簡単に病変部の血流評価が可能である。関節リウマチ（rheumatoid arthritis；RA）患者においては，治療の直接のターゲットである滑膜の炎症を画像として直接評価できることから，現在では必要不可欠な検査法となりつつある。RAと乾癬性関節炎（psoriatic arthritis；PsA）患者の関節エコー画像を示す。RAでは関節内の滑膜炎が主な病態であるのに対し（動画46），PsAでは関節包や腱などの付着部炎（enthesitis）が病態の主座であり，二次性に関節滑膜炎や腱鞘滑膜炎を引き起こす。RAとPsAとの鑑別では，腱周囲に血流シグナルを検出するPTIパターン[1]を見極めることが重要であるとされる（動画47）。

第2章　実践編

他の検査所見

X線

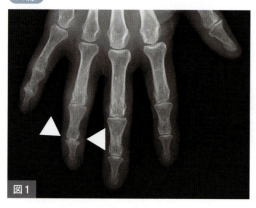

図1

DIP関節近傍の骨びらん（marginal erosion），骨新生を認める（図1矢頭）。

⚠ 今後の治療方針と注意点

　PsAは乾癬に炎症性関節炎を伴うものであり，国内では乾癬患者のうち14.3％がPsAと診断されている。発症は皮膚症状が先行するものが73％，皮膚と関節病変を同時に発症するものが16％，関節症状が先行するものが11％と報告[2]されている。乾癬皮疹が頭部，臀部，爪にある場合は，PsAを発症するリスクが増加する[3]。PsAの特徴は付着部炎であり，脊椎，仙腸関節，アキレス腱，DIP関節などに認める[4)5)]。エコー所見では腱付着部に強いドプラシグナルを検出する（PTIパターン）。

　PsAは適切な治療が行われないと関節変形・破壊といった不可逆的な変化を生じるため，早期診断・早期治療介入が必要であり，早期診断にエコーは有用である。末梢関節炎では非ステロイド性抗炎症薬（NSAIDs），メトトレキサート（MTX）などの経口抗リウマチ薬（DMARDs），TNF-α阻害薬が推奨されている。

　鑑別疾患にはRAがあげられる。PsAでは付着部炎が主体であるのに対し，RAは滑膜炎が主体であり，エコーで炎症の部位を観察し，鑑別する[5]。PsAでは乾癬の皮疹，リウマトイド因子陰性，DIP関節炎に好発する点を考慮する。

　変形性関節症は関節軟骨などの関節構成体の退行性疾患である。関節軟骨の変性・破壊とそれに続く骨増殖性変化（骨棘，骨硬化像）を伴う。PsAとはエコー所見や単純X線画像（関節裂隙の狭小化または消失，関節辺縁の骨棘形成，軟骨下骨の硬化像など）で鑑別する。

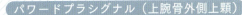

腱の構造（上腕骨外側上顆）　　　パワードプラシグナル（上腕骨外側上顆）

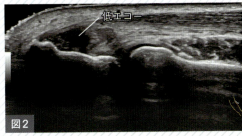

図2

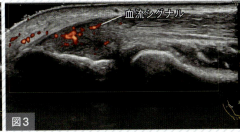

図3

腱の肥厚　　　　　　　　　　　付着部のびらん（アキレス腱）

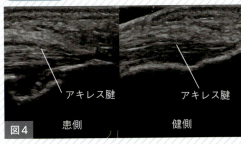

図4

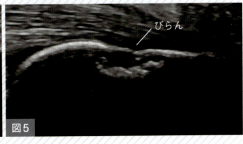

図5

滑液包炎（アキレス腱）　　　　　付着部の石灰化（上腕骨外側上顆）

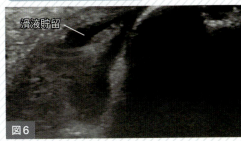

図6

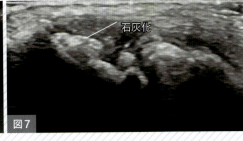

図7

　エコーによる肘関節や膝関節，アキレス腱，足底腱膜などの付着部炎の所見はPsAを含めた脊椎関節炎（spondyloarthritis；SpA）の診断に有用である。確立された標準的評価法は存在しないが，Madrid Sonographic Enthesitis Index（MASEI）ではエコー輝度やフィブリラパターンなどの腱の構造，パワードプラシグナル，肥厚，びらん，石灰化，滑液包炎の6項目（図2〜7）を評価項目としている[6]。

第2章 実践編

エコーの有効度)))

症例 47 化膿性関節炎

主訴 右肩の関節痛（87歳，男性）

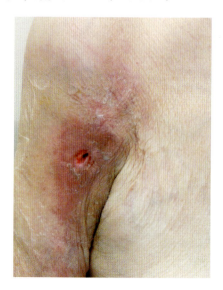

臨床のアプローチ

- ゴルフをした後から右肩の関節痛が出現した。
- 近医整形外科でステロイドの関節注射を受けた。
- その後急速に上腕近位の発赤・腫脹・熱感が出現し，近医で抗菌薬全身投与を行ったが改善に乏しく，当院を紹介受診した。

触診＆視診
- 右肩から上腕にかけて圧痛を伴った発赤・腫脹がある。
- 上腕の発赤部では関節内まで達する瘻孔を形成している。

鑑別
- 化膿性関節炎
- 皮下膿瘍
- 蜂窩織炎

エコーでここが知りたい！
- ☑ 炎症の深さ（皮下脂肪組織レベルか，骨や関節まで至っているか）を知りたい。
- ☑ 皮下膿瘍を形成しているか確認したい。
- ☑ 皮下ガス像の有無を確認したい。

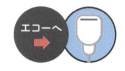

5. 関節

超音波検査所見

実践編
動画48

縦断画像

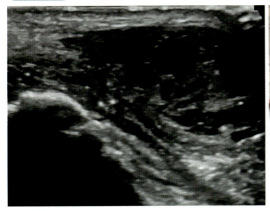

無エコー域

後方エコー増強

上腕骨

横断画像

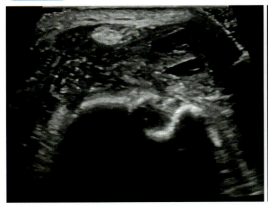

横断画像（カラードプラ）

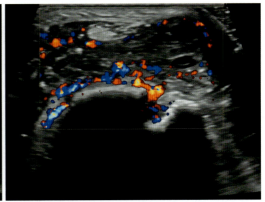

形状	境界部	内部エコー 輝度	内部エコー 性状	血流	縦横比	最大深度	後方エコー	外側陰影	石灰化
整	明瞭平滑	混合性（低・無）	不均一	豊富（腫瘤内不規則）	0.50	25.0mm	増強	なし	なし

　皮下組織内に40×40×20mmの低エコー腫瘤性病変を認める。病変は三角筋下に位置し、内部には無エコー域と充実成分を認める。形状は整で境界は明瞭平滑である。後方エコーは増強し、カラードプラで豊富な血流シグナルを検出する（動画48）。エコー上は三角筋下の滑液包炎や膿瘍形成を疑う。皮下ガス像については指摘できなかった。

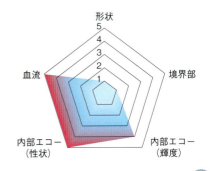

第2章　実践編

他の検査所見

CT

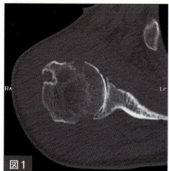
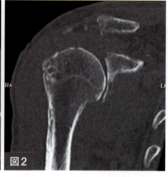

小結節不整像，骨囊腫がみられる（図1, 2）。

MRI

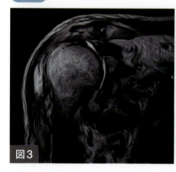
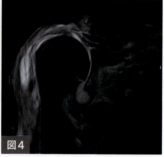

少量の関節液と関節窩に骨髄浮腫を認める（図3, 4）。

細菌培養

皮疹部の膿からメチシリン感受性黄色ブドウ球菌（methicillin-susceptible *Staphylococcus aureus*；MSSA）検出。

⚠ 今後の治療方針と注意点

　化膿性関節炎は滑膜関節に細菌が侵入することで発症する。侵入経路は①血行性，②周囲組織からの波及，③直接侵入（開放骨折，手術，関節内注射など）があり，本症例は③と考える。起炎菌は黄色ブドウ球菌が多い。免疫抑制療法中や糖尿病などの合併は危険因子である[1]。画像検査は単純X線，CT，MRIとともに，関節液増加の確認にはエコーが有用である[2]。急激に感染が進行するため，早期より積極的に関節切開術や関節鏡視下に関節腔洗浄を行う。滑膜炎の所見があれば，滑膜切除術も行う。関節液を培養検査に提出後，抗菌薬の全身投与を行う。

　本症例はすでに滑膜炎の所見もあり，関節鏡視下滑膜切除術を行った。治療の遅れや不適切な治療により，関節破壊や関節強直・拘縮をおこすことがあり，早期診断・治療が重要となる。

5. 関節

鑑別疾患

腱板断裂（完全断裂，大断裂）

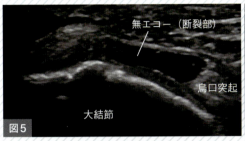

図5

腱板断裂（不全断裂，滑液包炎）

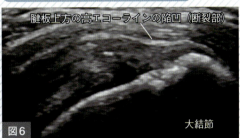

図6

上腕二頭筋長頭腱の腱鞘滑膜炎

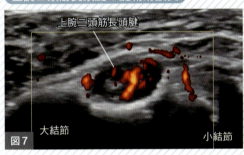

図7

関節内血腫

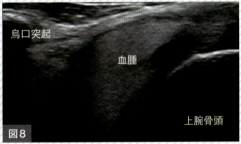

図8

　肩関節痛の代表的な疾患としては，四十肩や五十肩として知られる凍結肩，腱板断裂，そして石灰性腱炎などがあげられる。また滑液包炎や上腕二頭筋長頭腱の炎症がある場合なども"肩の痛み"として感じられる。腱板断裂や関節リウマチなどで肩峰下・三角筋下滑液包に滑液が貯留している場合は肩峰の前外側が膨隆してみえる（fluid sign）ので注意したい。肩関節の痛みはさまざまな要因によって引き起こされるが，エコーが診断に有用となった症例を示す。図5,6は腱板断裂の症例である。腱板は，肩関節を軽度伸展位にすることにより前方に引き出されるため観察しやすくなる。腱成分内の無エコー部分や，腱板上方にみられる線状高エコー（peribursal fat）を注意深く観察し，陥凹や突出している場合は腱板断裂を示唆する所見となる（動画49）。図7は上腕二頭筋長頭腱の腱鞘滑膜炎であるが，パワードプラによる豊富な血流シグナルや結節間溝内の滑液貯留を認める（動画50）。図8は外傷後の関節内の血腫であり，通常の関節液は無エコーで描出されるが，この症例ではエコー輝度が高く，動的評価において可動する様子が観察される（動画51）。

実践編 動画49　実践編 動画50　実践編 動画51

第2章　実践編

エコーの有効度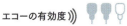

症例 48　肘頭滑液包炎

主訴　右肘頭の皮下腫瘤（73歳，男性）

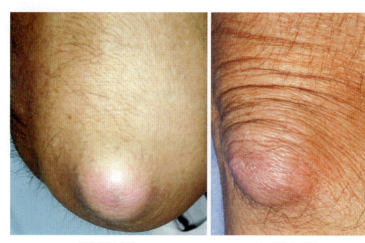

肘関節屈曲時　　　　　　　肘関節伸展時

臨床のアプローチ

問診
- 家人より右肘頭の皮下腫瘤を指摘された。
- 自覚症状はない。

触診＆視診
- 右肘頭に直径35mmの波動を触れる軟らかい皮下腫瘤がある。
- 皮膚表面はやや紅色調である。
- 圧痛はない。

鑑別
- 滑液包炎
- ガングリオン
- 粉瘤

エコーでここが知りたい！
- ✓ 腫瘤の内部は充実性か，嚢腫状かを知りたい。
- ✓ 嚢腫であれば，内容物の性状を知りたい。
- ✓ 腱や関節などの周囲組織との関連性を確かめたい。

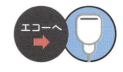
エコーへ

5. 関節

超音波検査所見

実践編
動画52

横断画像

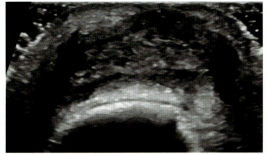
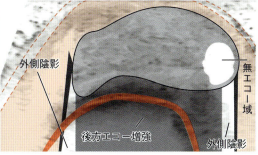

縦断画像

縦断画像（カラードプラ）

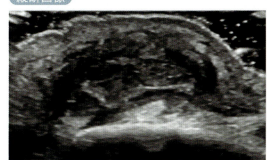
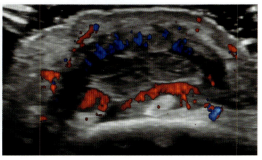

形状	境界部	内部エコー 輝度	内部エコー 性状	血流	縦横比	最大深度	後方エコー	外側陰影	石灰化
概ね不整	明瞭平滑	混合性（低・無）	不均一	豊富（腫瘤内不規則）	0.42	15.0mm	増強	あり	なし

　右肘関節伸側，肘頭の皮下組織内に33.7×28.1×14.3mmの低エコー腫瘤性病変を認める．形状は不整で境界は明瞭である．内部エコーは不均一で一部無エコー域を認める．プローブで病変部を圧排すると容易に変形することから内容物が液状成分であると考える（動画52）．また病変部はカラードプラで豊富な血流シグナルが検出される．

　肘頭滑液包炎は"student's elbow"や"miner's elbow"としても知られており，表在性の滑液包においてもっとも多くみられるcommon diseaseである．エコー所見としては，低エコー，または無エコー病変として捉えられ，ドプラによって血流シグナルを検出する．

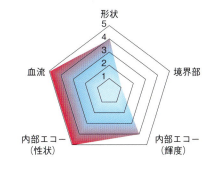

第2章　実践編

コラム
〈エコー機器の開発と進歩〉

　種々の皮膚疾患に対してエコーを行ううえで，機器の進歩は必須である。もっとも検査頻度の高い表皮嚢腫や脂肪腫などの真皮や皮下脂肪組織内の腫瘤では従来の8～16MHzのエコー機器が有用である。これらの機器では皮下の血管性あるいは関節や滑膜の病変も検出できる。しかし，表皮や真皮の，特に炎症性変化を詳細に観察するには20MHz以上の高周波エコー検査機器が有用である。また，低流速の血流シグナルまで検出しようとするとSMIが有用である。弾性についてはエラストグラフィもあると役立つ機器である。将来的にこれらを網羅した機器があると便利であるが，現時点ではどこに重点を置くかによって選択する必要がある。

⚠ 今後の治療方針と注意点

　滑液包炎は関節周囲における滑液包のリウマチ性炎症と定義され，外傷や感染，代謝性疾患，関節リウマチなどで生じる。関節周囲の皮下に波動を触れる嚢腫として触知する。肘頭や足関節内・外顆に好発する。嚢腫の皮膚表面は常色もしくは軽度の発赤を伴う。感染を合併している場合は発赤，熱感，疼痛が強くなる。診断は穿刺吸引して淡黄色調の透明な液体を確認する[1]。エコーやMRIといった画像所見も診断に有用である。エコーでは関節周囲の嚢腫状病変で，内部は低～無エコーとなる。

　急性滑液包炎の治療は患部の安静，冷却，圧迫固定を行う。改善しない場合は穿刺吸引を行う。吸引された滑液の性状を確認し，感染所見がなければステロイドの注入が有効である。関節包と連続していることもあるため，感染には注意が必要である。感染所見があれば排液し，適切な抗菌薬を投与する[1]。

5. 関節

エコーの有効度)))

症例 49 デュプイトラン拘縮

主訴 右手掌の皮下硬結（69歳，男性）

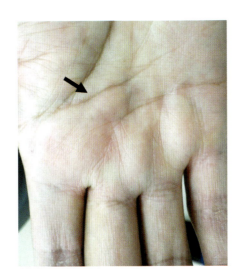

臨床のアプローチ

問診
- 半年前から右手掌に皮下硬結を自覚した。
- 糖尿病の合併はない。

触診＆視診
- 右手掌中央に8×3mmのわずかに隆起した硬い結節を触知する。
- 周囲との境界は明瞭である。
- 色調は常色である。

鑑別
- デュプイトラン拘縮
- ガングリオン
- 血栓性静脈炎

エコーでここが知りたい！
- ✓ 結節の形や大きさ，血流の有無を知りたい。
- ✓ 結節が充実性か，囊腫状かを知りたい。
- ✓ 周囲組織，特に腱との関連性を知りたい。

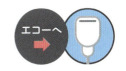

201

第2章　実践編

超音波検査所見

横断画像

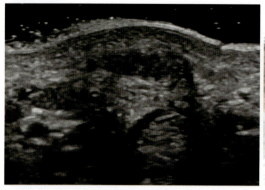
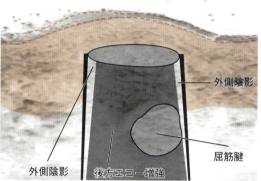

縦断画像（カラードプラ）

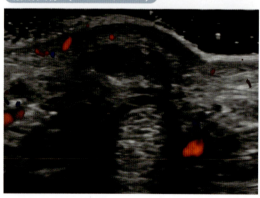

形状	境界部	内部エコー		血流	縦横比	最大深度	後方エコー	外側陰影	石灰化
		輝度	性状						
整	明瞭平滑	低	不均一	なし	0.33	4.6 mm	増強	あり	なし

　手掌からの観察により，手指屈筋腱の浅層に6.6×5.9×2.2mmの低エコー腫瘤性病変がみられる。形状は整で境界は明瞭，内部エコーは不均一である。カラードプラによる血流評価では，病変内部に明らかな血流シグナルはなく，屈筋腱の腱鞘滑膜炎も認めなかった。また，充実性の腫瘍であることからガングリオンなどは否定でき，デュプイトラン拘縮が考えられた。

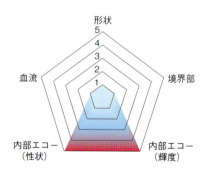

5. 関節

手術所見

皮弁形成術

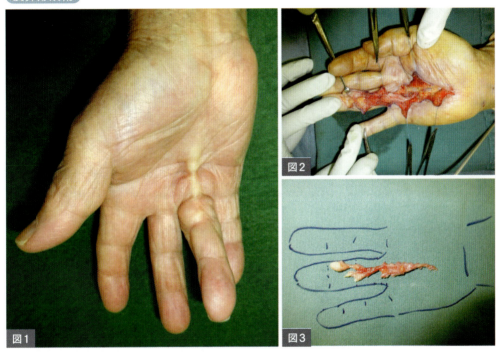

図1 図2 図3

デュピトラン拘縮　別症例（岐阜大学医学部整形外科　寺林伸夫先生よりご提供）

⚠ 今後の治療方針と注意点

　デュピトラン拘縮は手掌・手指腱膜の線維化による皮下硬結や索状物を認める。進行するとMP関節，次にPIP関節の屈曲拘縮を伴う[1]。外傷や糖尿病が誘因となりうる。病態は腱膜の微小循環不全，外傷性反応性過増殖など，結合組織代謝障害である[2]。

　保存的治療は無効であり，手指屈曲拘縮が高度にならないうちに手術治療を行う。肥厚した手掌腱膜を切除し，皮膚の拘縮には皮弁形成術などを行う（図1～3）。近年，collagenase clostridium histolyticum注射による治療法も行えるようになり，良好な治療効果を得ている[1]。

　エコーでは本症が腱に一致して血流シグナルのない低エコー病変として描出されるのに対して，ガングリオンは嚢腫内無エコー病変として描出されること，血栓性静脈炎は病変内部に血流シグナルを検出されることから，本症とは容易に鑑別できる。

第2章　実践編

鑑別疾患

血栓性静脈炎

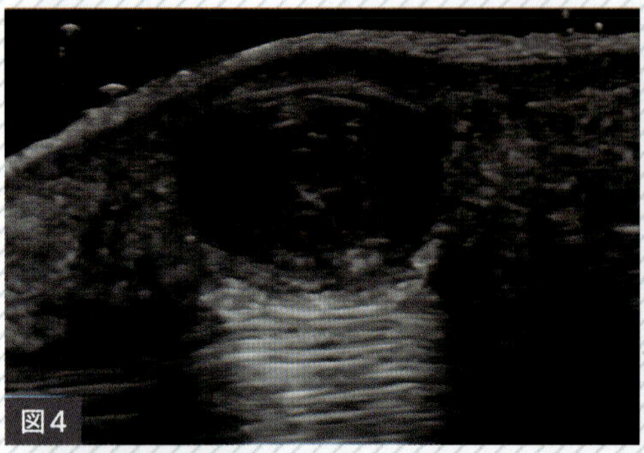

デュプイトラン拘縮

図4

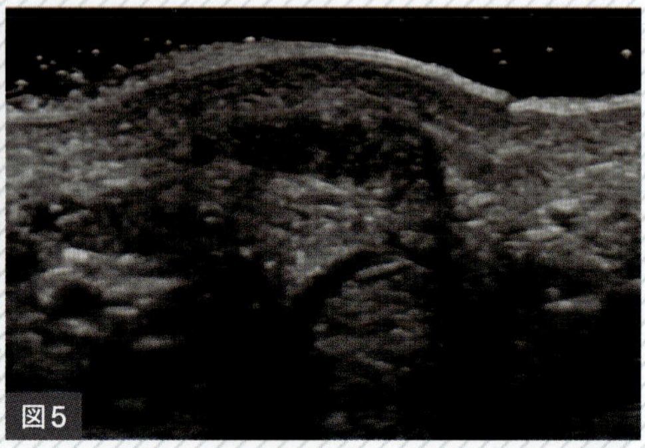

図5

カラードプラ

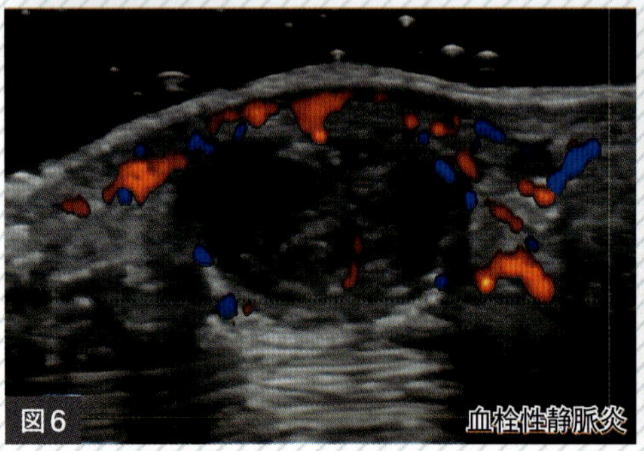

図6　　　　　　　　　　　　　　　血栓性静脈炎

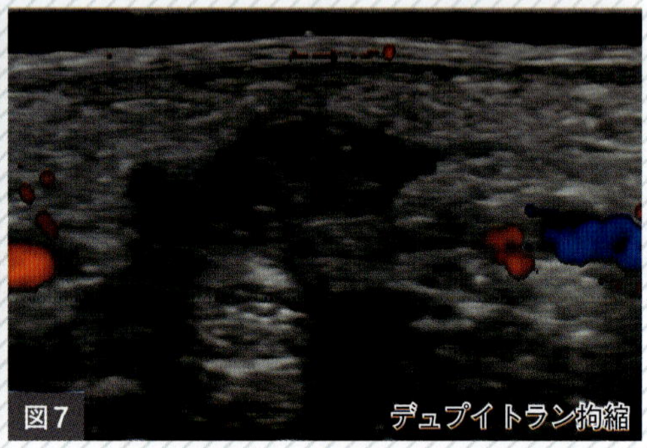

図7　　　　　　　　　　　　　デュプイトラン拘縮

　デュプイトラン拘縮はエコーで皮膚と屈筋腱との間に存在する手掌腱膜の結節様肥厚を描出することができる。この線維性結節は辺縁平滑な内部に血流を伴わない低エコー病変として描出される[3]。図4は手掌の血栓性静脈炎の症例であるが，中指屈筋腱と皮膚の間に円形で境界明瞭平滑な低エコー腫瘤を認める。一見するとデュプイトラン拘縮にみられる線維性結節（図5，202ページと同写真）のようだが，形状が円形である。またカラードプラでは，血栓性静脈炎の場合，病変内部や周囲に血流シグナルが検出されるのに対して（図6），デュプイトラン拘縮の場合まったく血流シグナルが検出されない（図7）。

204

5. 関節

エコーの有効度

症例 50 離断性骨軟骨炎

主訴 右肘の痛み（11歳，女児）

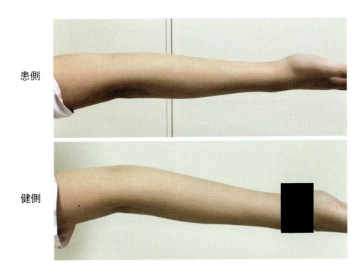

患側

健側

臨床のアプローチ

問診	● 半年前に右肘の痛みが出現したが，近医整形外科で単純X線上異常はないと言われ，経過観察していた。 ● 約1カ月前から再び誘因なく右肘の痛みが出現した。
触診＆視診	● 右肘関節の可動時疼痛を認める。
鑑別	● 離断性骨軟骨炎 ● 後方インピンジメント症候群

エコーでここが知りたい！

- ✓ 関節部の炎症（血流増加）の局在を見たい。
- ✓ 骨表面の性状を確認したい。
- ✓ 骨片の有無を確認したい。

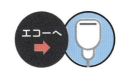
エコーへ

205

第2章　実践編

実践編
動画53

超音波検査所見

横断画像（肘関節屈側）

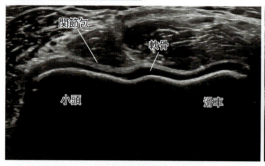

縦断画像（肘関節屈側，腕尺関節）

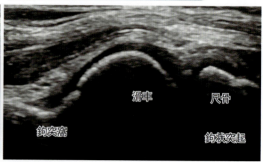

縦断画像（肘関節屈側，腕橈関節）

縦断画像（肘関節伸側）

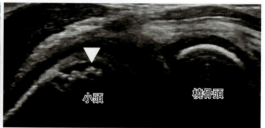

横断画像（肘関節伸側）

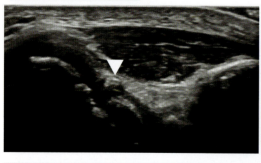

縦断画像（肘関節伸側，肘頭窩）

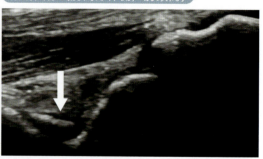

形状	境界部	内部エコー		血流	縦横比	最大深度	後方エコー	外側陰影	石灰化	下床評価
		輝度	性状							
不整	評価不能	評価不能	評価不能	なし	評価不能	評価不能	消失	あり	なし	可動性あり

　右肘関節伸側走査において，腕橈関節小頭の輪郭不整（矢頭）を認める。肘関節を屈曲・伸展する動的観察を行うと，病巣部は母床から完全に独立していることから，遊離骨片と考える（動画53）。また，伸側からの観察により，肘頭窩にも骨片を認める（矢印）。
　その他，明らかな関節液貯留や滑膜炎は認めない。

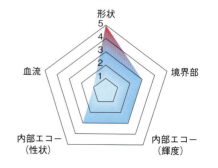

5. 関節

他の検査所見

CT

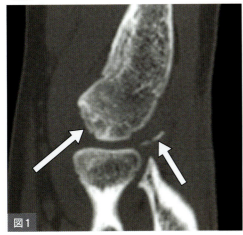
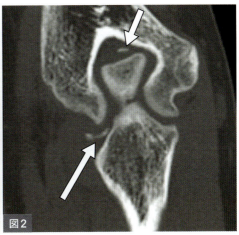

右上腕骨小頭に関節面の陥凹と軟骨下骨のストレス性変化を認め（図1），上腕骨小頭の後方および肘頭窩に扁平な遊離骨片がみられる（図2）。

⚠ 今後の治療方針と注意点

上腕骨小頭離断性骨軟骨炎は，投球などの繰り返される腕橈関節への圧迫力と剪断力が原因で発症するといわれている。野球肘外側型ともいう。初期では半年～1年の投球禁止により治癒することが多い[1]。早期には単純X線画像での透亮像を認めるが，本症例のように早期は診断に至らない例もあるため，エコーやMRIを早期に行うべきである。離断性骨軟骨炎は透亮期，分離期，遊離期に分類され，遊離期ではエコーやCT，MRIで遊離骨片を認める。予防が大切であり，投球制限（小学生では1日70球，週に300球以下）が推奨されている。

離断性骨軟骨炎の分離期ではドリリング，骨釘移植，楔状骨切り術を，遊離期ではモザイク形成術，楔状骨切り術と骨釘移植の併用を行う。関節遊離体が嵌頓した場合は，骨片摘出を行う[1]。本症例は内視鏡視下遊離体摘出を行った。

鑑別疾患として後方インピンジメント症候群があげられる。後方インピンジメント症候群は繰り返される肘外反・伸展ストレスが原因で肘頭先端や肘頭窩に骨棘が生じる病態である。肘伸展時の後方関節面の衝突が主体であり，骨軟骨の微細損傷により反応性の骨増殖性変化をきたす。本症とは単純X線やCTで鑑別する[1]。

第2章　実践編

鑑別疾患

変形性肘関節症（腕橈関節，遠位側）

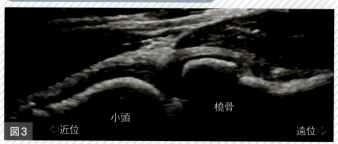

変形性肘関節症（腕橈関節，近位側）

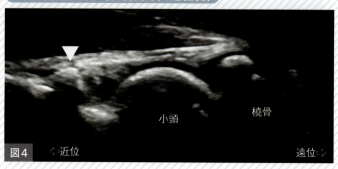

　本症例は屈側縦断走査において，腕橈関節の上腕骨小頭に骨不整像を認めた。図3，4は変形性肘関節症の症例であるが，小頭の骨ラインは平滑であり異常を指摘できない（図3）。しかし，より近位側に目を向けてみると，橈骨窩に骨片を認める（図4矢頭）。異常病変の見落としを防ぐためには，一部分だけを観察するのではなく，広範囲を網羅的に観察することが重要である（動画54）。

　離断性骨軟骨炎は成長期に競技などで繰り返されるストレスによって生じる。成長期の小児では，その成長過程によって，骨端全体が軟骨に覆われている軟骨期から成長軟骨内に骨端核が出現する時期など，骨の見え方は著しく異なる。肘では，上腕骨遠位端でも外側上顆，小頭，滑車，内側上顆，橈骨頭ではそれぞれ骨化の進行過程が異なるため，成長過程なのか，損傷なのかを判断しなければならない。また，病変部が関節内に隠れている場合があるので，必ず肘関節を最大屈曲位にして後方から関節内を観察することが重要である。エコーは動的観察が容易にできることから，病巣が母床から離断しているか否かを評価するのに有用である（動画53，55）。

文献リスト

第1章　基礎編

1）Qu D, et al. The top echorich band in a 50-MHz ultrasound sonogram reflects epidermal properties. J Cosmet Sci. 2015；66：285-93.
2）三木吉治, 他.〔超音波の新しい展開'88〕皮膚科における超音波診断M側から. BME. 1988；2：294-7.
3）貴田岡正史, 他. 甲状腺結節（腫瘤）超音波診断基準. 超音波医. 2011；38：667-70.
4）田中幸子, 他. 乳腺疾患超音波診断のためのガイドライン 腫瘤像形成病変について. 超音波医. 2005；32：589-94.
5）和賀井敏夫, 他. 超音波の基礎と装置. 第2版. ベクトル・コア；2001. p23.
6）Giovagnorio F, et al. Color Doppler sonography of focal lesions of the skin and subcutaneous tissue. J Ultrasound Med. 1999；18：89-93.
7）Grassi W, et al. Rheumatoid arthritis: Diagnosis of RA— we have a dream. Nat Rev Rheumatol. 2013；9：202-4.
8）Piłat P, et al. Skin melanoma imaging using ultrasonography: a literature review. Postepy Dermatol Alergol. 2018；35：238-42.

第2章　実践編

1. 頭・顔

症例1　石灰化上皮腫
1）八代浩, 他. 石灰化上皮腫と粉瘤の超音波検査の比較検討. Skin Surg. 2012；21：85-9.
2）Forbis R Jr, et al. Pilomatorixoma (calcifying epithelioma). Arch Dermatol. 1961；83：606-18.

症例2　基底細胞癌
1）Uhara H, et al. Multiple hypersonographic spots in basal cell carcinoma. Dermatol Surg. 2007；33：1215-9.
2）宇原久, 他. 新しい検査法と診断法 基底細胞癌の高周波エコー所見. 臨皮. 2008；62：76-9.

症例3　有棘細胞癌
1）米山昌司, 他. 皮膚腫瘤性病変における25MHzプローブ（メカニカルセクタ型）の有用性. 超音波検技. 2009；34：548-59.
2）寺師浩人. 形成外科医のための皮膚軟部組織悪性腫瘍の診断と治療 有棘細胞癌. 形成外科. 2007；50：1119-29.

症例4　外毛根鞘嚢腫
1）石井良征, 他. Trichilemmal cyst 背部, 大腿の発生例. 皮膚臨床. 1998；40：341-3.
2）堺則康, 他. 頬部に生じたTrichilemmal Cystの1例と本邦報告例の統計的考察. 皮膚臨床. 1996；38：775-8.
3）McGavran MH, et al. Keratinous cysts of the skin. Identification and differentiation of pilar cysts from epidermal cysts. Arch Dermatol. 1966；94：499-508.
4）Leppard BJ, et al. The natural history of trichilemmal cysts. Br J Dermatol. 1976；94：379-90.
5）大草康弘, 他. Trichilemmal Cystの1例. 皮膚臨床. 1983；25：1289-91.
6）山口敏之, 他. 肩に発生したtrichilemmal cystの1例. 日臨外会誌. 2007；68：31-5.

症例9　ケラトアカントーマ
1）米山昌司, 他. 皮膚腫瘤性病変における25MHzプローブ（メカニカルセクタ型）の有用性. 超音波検技. 2009；34：548-59.
2）若林正一郎. 皮膚・皮下腫瘍における体表エコーの有用性. 超音波検技. 2016；41：268-74.

症例10　偽リンパ腫
1）谷田宗男. 皮膚良性リンパ節腫症. 皮膚科診療カラーアトラス大系. 第7巻. 講談社；2011. p54.
2）成田千佐子, 他. リンパ球腫を思わせたサルコイドーシスの1例 超音波診断による鑑別を含めて. 臨皮. 2005；59：978-81.
3）Wortsman X, et al. Sonography in pathologies of scalp and hair. Br J Radiol. 2012；85：647-55.

2. 頸部

症例14　急性化膿性リンパ節炎
1）東海大学病院超音波検査室編. 超音波診断要覧 Ⅵ乳房・甲状腺・その他の体表臓器編. 東海大学出版会；1993. p199.
2）田代紀陸. 頸部リンパ節エコーによる川崎病の診断. 小児耳鼻. 2001；22：21-4.

症例15　急性化膿性甲状腺炎
1）日本乳腺甲状腺超音波学会 甲状腺用語診断基準委員会編. 甲状腺超音波診断ガイドブック. 改訂第3版.

南江堂；2016．p72-3.
2）小林建夫，他．29歳で初発した急性化膿性甲状腺炎の1例と本邦112例の文献的考察．綜合臨.1992；41：2304-8.
3）大野耕一，他．術中瘻管確認が困難であった下咽頭梨状窩瘻の1症例と本邦報告例の集計．日小外会誌．1989；25：96-103.
4）河合賢朗，他．急性化膿性甲状腺炎をきたした下咽頭梨状窩瘻の1例．日臨外会誌．2007；68：822-6.

3. 体幹

症例16　表皮嚢腫

1）Clarke R, et al. Twinkle artefact in the ultrasound diagnosis of superficial epidermoid cysts. Ultrasound. 2016；24：147-53.

症例17　毛巣洞

1）Solivetti FM, et al. Preoperative advantages of HF sonography of pilonidal sinus. G Ital Dermatol Venereol. 2012；147：407-11.

症例20　びまん性大細胞型B細胞リンパ腫

1）The world health organization classification of malignant lymphomas in Japan: incidence of recently recognized entities. Lymphoma Study Group of Japanese Pathologists. Pathol Int. 2000；50：696-702.

症例21　乳児血管腫

1）藤川あつ子．画像診断の実際．大原國章，他編．血管腫・血管奇形臨床アトラス．南江堂；2018．p56-61.

症例22　悪性黒色腫

1）Uhara H, et al. Multiple hypersonographic spots in basal cell carcinoma. Dermatol Surg. 2007；33：1215-9.
2）永井秀之，他．皮膚腫瘍の超音波パワードプラ法による診断 特に悪性黒色腫の診断と鑑別について．日皮会誌．2001；111：815-20.
3）江田二葉，他．悪性黒色腫による超音波パワードプラ法の血流信号と腫瘍血管の免疫組織学的所見の関連についての検討．日皮会誌．2008；118：191-203.

4. 四肢

症例25　脂腺嚢腫

1）Mester J, et al. Steatocystoma multiplex of the breast: mammographic and sonographic findings. AJR Am J Roentgenol. 1998；170：115-6.
2）Sunohara M, et al. Two cases of steatocystoma simplex in infants. Dermatol Online J. 2012；18：2.

症例28　グロムス腫瘍

1）古賀弘志．【さまざまな角度からとらえる爪疾患の多角的アプローチ】爪部に生じるさまざまな腫瘤性病変．MB Derma. 2017；258：87-93.
2）宇原久．皮膚科セミナリウム（第83回）爪のみかた 爪の腫瘍．日皮会誌．2012；122：587-92.
3）山口さやか，他．【子どもの皮膚を診る】その他 爪の疾患．小児内科．2016；48：610-7.
4）山岡美穂，他．超音波検査所見が診断上有用な良性皮下腫瘤．臨病理．2016；64：1229-35.
5）加藤篤衛．血管平滑筋腫．皮膚科診療カラーアトラス大系．第7巻．講談社；2011．p14.
6）Wortsman X. Ultrasound in dermatology: why, how, and when? Semin Ultrasound CT MR. 2013；34：177-95.

症例34　神経鞘腫

1）Yang F, et al. Sonographic Features and Diagnosis of Peripheral Schwannomas. J Clin Ultrasound. 2017；45：127-33.

症例37　エクリン汗孔腫

1）Ackerman AB, et al. Neoplasms with eccrine differentiation. Lea and Febiger；1990. p113-85.
2）Wortsman X, et al. Sonographic Characteristics of Apocrine Nodular Hidradenoma of the Skin. J Ultrasound Med. 2018；37：793-801.

症例39　皮膚動静脈奇形

1）血管腫・血管奇形・リンパ管奇形診療ガイドライン2017．平成26-28年度厚生労働科学研究費補助金難治性疾患等政策研究事業（難治性疾患政策研究事業）「難治性血管腫・血管奇形・リンパ管腫・リンパ管腫症および関連疾患についての調査研究」班編．第2版．2017. p46-7.

症例40　血管平滑筋腫

1）加藤篤衛．血管平滑筋腫．皮膚科診療カラーアトラス大系．第7巻．講談社；2011．p14
2）大島昭博．結節性筋膜炎．皮膚科診療カラーアトラス大系．第6巻．講談社；2011．p138

3）山岡美穂，他．超音波検査所見が診断上有用な良性皮下腫瘤．臨病理．2016；64：1229-35.

4）Zhang JZ, et al. Subcutaneous Angioleiomyoma: Clinical and Sonographic Features With Histopathologic Correlation. J Ultrasound Med. 2016；35：1669-73.

症例41　爪下外骨腫

1）古賀弘志．【さまざまな角度からとらえる爪疾患の多角的アプローチ】爪部に生じるさまざまな腫瘍性病変．MB Derma．2017；258：87-93.

2）宇原久．皮膚科セミナリウム（第83回）爪のみかた　爪の腫瘍．日皮会誌．2012；122：587-92.

3）山口さやか，他．【子どもの皮膚を診る】その他　爪の疾患．小児内科．2016；48：610-7.

4）Wortsman X. Ultrasound in dermatology: why, how, and when? Semin Ultrasound CT MR. 2013；34：177-95.

症例42　転移性リンパ節腫大

1）Furukawa MK, et al. Diagnosis of lymph node metastases of head and neck cancer and evaluation of effects of chemoradiotherapy using ultrasonography. Int J Clin Oncol. 2010；15：23-32.

2）古川まどか：【超音波検査ハンドブック】超音波診断各論　頸部リンパ節．JOHNS. 2016；32：1455-60.

症例43　内転筋挫傷

1）奥脇透．筋の打撲傷（筋挫傷）—いかに腫れを抑えるかがポイント．Training Journal．2007；29（2）：76-7.

2）向井直樹．【スポーツ外傷・障害診療実践マニュアル】よく遭遇する疾患（代表的疾患）筋損傷．MB Orthopaedics. 2010；23：1-6.

5.　関節

症例44　足趾滑液包炎

1）Bowen CJ, et al. The clinical importance of ultrasound detectable forefoot bursae in rheumatoid arthritis. Rheumatology（Oxford）. 2010；49：191-2.

症例45　ガングリオン

1）成田博実．ガングリオン．皮膚科診療カラーアトラス大系．第6巻．講談社；2011．p123.

2）瀬戸山充．滑液包炎．皮膚科診療カラーアトラス大系．第6巻．講談社；2011．p97.

3）清水宏．類表皮嚢腫．あたらしい皮膚科学．第3版．中山書店；2018．p417.

症例46　乾癬性関節炎

1）Gutierrez M, et al. Differential diagnosis between rheumatoid arthritis and psoriatic arthritis: the value of ultrasound findings at metacarpophalangeal joints level. Ann Rheum Dis. 2011；70：1111-4.

2）Ohara Y, et al. Prevalence and Clinical Characteristics of Psoriatic Arthritis in Japan. J Rheumatol. 2015；42：1439-42.

3）Taylor W, et al. Classification criteria for psoriatic arthritis: development of new criteria from a large international study. Arthritis Rheum. 2006；54：2665-73.

4）古江増隆．皮膚科臨床アセット10．ここまでわかった乾癬の病態と治療．中山書店；2016．p99-112.

5）佐野栄紀．乾癬性関節炎の画像所見（PET-CT・関節エコー）．Visual Dermatol. 2016；15：476-81.

6）de Miguel E, et al. Validity of enthesis ultrasound assessment in spondyloarthropathy. Ann Rheum Dis. 2009；68：169-74.

症例47　化膿性関節炎

1）松野丈夫，他．化膿性関節炎．標準整形外科学．第12版．医学書院；2014.p248-9.

2）高橋広行，他．【ここまでわかる!!関節疾患の画像診断】非外傷性関節疾患　感染性関節炎　化膿性関節炎と結核性関節炎．整・災外．2011；54：535-40.

症例48　肘頭滑液包炎

1）瀬戸山充．滑液包炎．皮膚科診療カラーアトラス大系．第6巻．講談社；2011.p97

症例49　デュプイトラン拘縮

1）福本恵三．【外来でよく診る手外科疾患】Dupuytren拘縮．MB Orthopaedics. 2016；29：59-64.

2）小寺雅也．【内科医が知っておくべき皮膚疾患】皮膚病変から全身疾患を疑う．Mebio．2017；34：74-83.

3）Bianchi S, et al. Ultrasound of the Musculoskeletal System（Medical Radiology）．Springer；2016. p529-30.

症例50　離断性骨軟骨炎

1）山崎哲也．野球肘の診断と治療．日臨スポーツ医会誌．2018；26：288-92.

索 引

あ

悪性黒色腫	99

い

苺状血管腫	97
異物肉芽腫	79
陰影細胞	25

え

エクリン汗孔腫	156
エクリンらせん腺腫	167
エコーゼリー	4
エラストグラフィ	17, 200
炎症性表皮囊腫	79

お

音響インピーダンス	12

か

外骨腫	171
外側陰影	14
外毛根鞘囊腫	34
下咽頭梨状窩瘻	72
角層	2
下床評価	18
滑液包炎	183, 188, 198
化膿性関節炎	194
化膿性リンパ節炎	72
顆粒層	2
川崎病	71
ガングリオン	183, 186, 203
関節内血腫	197
関節リウマチ	190
汗腺腫	159
乾癬性関節炎	190

き

基底細胞癌	26
基底層	2
輝度	12
急性化膿性甲状腺炎	72
急性化膿性リンパ節炎	68

境界	8
境界部	8
偽リンパ腫	55
筋断裂	180

く

グロムス腫瘍	122, 167

け

形状	8
血管肉腫	62
血管平滑筋腫	122, 124, 167
結節性筋膜炎	167
血栓性静脈炎	204
血流	15
血流パターン	15
ケラチン17遺伝子	113
ケラトアカントーマ	51
ケロイド	65
腱鞘滑膜炎	197
腱板断裂	197

こ

好塩基性細胞	25
甲状腺乳頭癌	75
後方インピンジメント症候群	205
後方エコー	14

さ

最大深度	17

し

脂腺腫	48
脂腺囊腫	111
脂肪腫	114, 137
周辺	8
腫瘍反応層	19
上方関節唇損傷	189
静脈湖	45
静脈石	129
上腕二頭筋断裂	118
上腕二頭筋長頭腱	119, 121
脂漏性角化症	38

新ISSVA分類	166
神経鞘腫	145
神経線維腫	103
神経線維腫症1型	105
深在性脂肪腫	117
尋常性疣贅	59
深達度	17
真皮	2
深部静脈血栓症	155

せ

性状	12
脊椎関節炎	193
石灰化上皮腫	22
先天性血管腫	95
先天性爪甲肥厚症	113

そ

爪下外骨腫	171
増殖性外毛根鞘嚢腫	142
足趾滑液包炎	183

た

多血性血管	15
縦横比	7
ダンベル様	148

ち

肘頭滑液包炎	198

て

デュプイトラン拘縮	201
転移性皮膚腫瘍	87
転移性リンパ節腫大	175
伝染性単核球症	71

と

ドーナッツ状	112

な

内転筋挫傷	179
内部エコー	12

に

乳児血管腫	95

は

反転性毛包角化症	42

ひ

皮下組織	2
皮下膿瘍	83
被刺激性脂漏性角化症	44
ヒトパピローマウイルス	61, 78, 162
皮膚石灰沈着症	138
皮膚線維腫	149
皮膚動静脈奇形	163
びまん性大細胞型B細胞リンパ腫	91
表在静脈血栓症	126
表在性脂肪腫	117
表在性皮膚脂肪腫性母斑	134
表皮	2
表皮嚢腫	25, 37, 76

ふ

副乳	130
不明瞭	8

へ

ベーカー嚢腫	153
ヘルニア	182
辺縁	8
変形性肘関節症	208

ほ

傍関節唇嚢胞	189
乏血性血管	15
房状血管腫	95, 97

め

明瞭粗雑	8
明瞭平滑	8
綿花状高輝度斑	29

も

毛孔腫	44
毛根腫	24
毛細血管拡張性肉芽腫	107
毛巣洞	80, 83
毛母腫	24

ゆ

有棘細胞癌	30
有棘層	2

り

離断性骨軟骨炎	205
リンパ節腫脹	177

B

Bowen病	160
BRAF V600E	101
BRAF V600K	101

C

central white patch	151
cotton flower like appearance	28, 29

D

D/W	7

E

entry echo	5

G

glucose transporter 1	97

GLUT 1	97

M

Madrid Sonographic Enthesitis Index（MASEI）	193

O

one-way valve mechanism	189

P

peritendon extensor tendon inflammation（PTIパターン）	191

S

shear wave	17
spondyloarthritis（SpA）	193
squamous eddies	44
subepidermal calcified nodule	140
Superb Micro-vascular Imaging（SMI）	16, 200
superior labrum anterior and posterior lesion	189

T

target sign	148
tufted angioma	95, 97
tumor thickness（TT）	101
Twinkle artifact	79

動画で身につく！
おさえておきたい皮膚科エコー 50　　定価（本体 5,800 円＋税）

2019年11月20日　　第 1 版第 1 刷発行

編　集　清島真理子
　　　　渡邉　恒夫

発行者　福村　直樹
発行所　金原出版株式会社
　　　　〒 113-0034 東京都文京区湯島 2-31-14
　　　　電話　編集（03）3811-7162
　　　　　　　営業（03）3811-7184
　　　　FAX　　　　（03）3813-0288　　　　　　　　　　　　©2019
　　　　振替口座　00120-4-151494　　　　　　　　　　　　検印省略
　　　　http://www.kanehara-shuppan.co.jp/　　　　　*Printed in Japan*

ISBN 978-4-307-40058-9　　　　　組版・装丁／朝日メディアインターナショナル
　　　　　　　　　　　　　　　　　印刷・製本／シナノ印刷

JCOPY ＜出版者著作権管理機構 委託出版物＞
本書の無断複製は著作権法上での例外を除き禁じられています．複製される場合は，そのつど事前に，
出版者著作権管理機構（電話 03-5244-5088，FAX 03-5244-5089，e-mail：info@jcopy.or.jp）の許諾を
得てください．

小社は捺印または貼付紙をもって定価を変更致しません．
乱丁，落丁のものはお買上げ書店または小社にてお取り替え致します．